Vegetarianism Explained

채식주의 제대로 알고 결정하기

Dr. Natasha Campbell-McBride, MD

MMedSci (신경과), MMedSci (영양학)

옮긴이_남용현

남 용 현

남용현 고려대학교 의과대학을 졸업한 재활의학과 전문의로, 1994년부터 서울시립 어린이병원에서 아동발달 재활에 주로 관심을 가지게 되었다. 현재는 서초구 정보문화센터와 과천 장애인 복지관에서 발달에 문제가 있는 영유아 아동 및 성인 장애인을 대상으로 진료 및 상담을 해오고 있으며, 한국 영아 발달 조기개입협회의의 자문의사를 맡고 있다.

3년 전부터 기능의학을 공부해오면서 자폐, 뇌 퇴행성 질환과 관련하여 영양과의 관련성을 상담해주고 있다. 대표역서로는 〈테클린(Tecklin)의 소아물리치료〉, 〈에프켄(Effgen)의 소아물리치료〉, 〈우리 아이 왜 이럴까(The out of sync child)〉, 〈자폐증 회복; 생의학적 치료의 부모 매뉴얼〉,〈발달장애 자연치료 식이요법 갭스〉, 〈만성질환 자연치료 식이요법 갭스〉 등이 있다

Hansol

Vegetarianism Explained
By Dr Natasha Campbell-McBride, MD

This book is NOT and does not seek to give medical advice. The stories in this book reflect the author's experiences and recollection of events and this book seeks to enlarge the current debate about cancer treatment.

채식주의: 제대로 알고 결정하기

발 행 2025년 3월 30일
저 자 Natasha Campbell–McBride
역 자 남용현
발행처 한솔의학(Hansol medical book Co Ltd)
주 소 서울시 마포구 월드컵북로 64-1, 1층
전 화 02-3144-6788
정 가 17,000원

ISBN 979-11-89657-63-5

추천사(Reviews)

캠벨-맥브라이드 박사가 또 한 번 해냈습니다. 그녀의 첫 번째 책인 〈*장과 정신심리 증후군: 발달장애 자연치료 식이요법 갭스*〉는 통합 의학 분야에서 작은 혁명을 일으켰습니다. 그녀는 잊혀진 전통문화적 지식을 영양학의 세계로 가져왔고 수많은 자폐 아동들이 그 내용을 적용해 다른 어떤 개입보다도 더 큰 회복이나 개선을 이룰 수 있도록 도와주었습니다.

참고문헌이 잘 갖춰진 이 책에서 그녀는 영양학 분야에 대한 자신의 상식을 용감하게 공유하고 있습니다. 반면, 우리 많은 의사들은 유행하는 식이요법에 휘둘려 환자들이 혼란스러워하는 경우가 많습니다. 고단백질이나 케토제닉 식이요법을 해야 할지, 주스만 먹어야 할지, 고지방, 무지방, 비건, 생식품만 먹어야 할지, 심지어 중국 연구를 따라야 할지 등 다양한 선택지 속에서 환자들은 누구의 조언을 따라야 할지 고민하게 됩니다.

젊은 시절, 사람들은 식이요법에 대한 진지하고 지적인 토론을 원하지 않는다는 사실을 깨달았습니다. 그런데 캠벨-맥브라이드 박사의 책이 바로 그런 문제와 관련된 사례로 시작된다는 점이 정말 감동적입니다. 그녀는 자신의 지성과 변하지 않은 상식을 토론의 장에 가져와, 우리에게 영양에 대한 균형 잡힌 관점을 소개합니다. 그동안 발표된 과학적 진실에 따라 나타샤의 권고는 따르기 쉽고, 실제로 효과가 있는 방법을 찾으려는 사람들에게 더 나은 건강을 가져다줄 것입니다. 이 책은 '반드시 읽어야 할' 책일 뿐 만 아니라 '반드시 따라야 할' 책이기도 합니다!

디트리히 클링하트(Dietrich Klinghardt) 박사, MD PhD

1970년 이래로 모든 야생 동물의 수가 평균 57% 감소했습니다. 정말 심각한 상황입니다! 벌새, 코끼리, 무지개 송어, 북극곰, 꿀벌 등 많은 생명체들이 사라지고 있습니다. 인류가 의존하는 자연 세계가 파괴되고 있는 대량 멸종이 진행 중입니다.

더욱이, 인간에게도 같은 일이 일어나고 있습니다. 역사상 처음으로 우리의 자손이 부모보다 수명이 짧아질 위기에 처해 있습니다. 그들은 더 어린 나이에 병에 걸리고, 더 일찍 질병 진단을 받을 가능성이 높아지고 있습니다. 우리는 이제 깨어나야 합니다! 뭔가 엄청나게 잘못되고 있습니다!

오늘날 우리 주변에는 여러 가지 위험이 도사리고 있습니다. 우리는 삶의 모든 측면에서 이러한 위험을 목격하고 있습니다. 매우 엄격한 기준을 가지고 반대되는 생각이나 의견에 대한 관용이 거의 없는 특정 신념이 우리 정부, 영적 및 종교적 신념, 그리고 우리의 건강 관리 방식에 스며들고 있습니다. 현재 많은 사람들이 가지고 있는 음식에 대한 이데올로기는 과학적 근거가 부족합니다.

*〈채식주의: 제대로 알고 결정하기〉*는 우리 몸이 음식을 어떻게 사용하는지에 대한 합리적이고 과학적이며 상식적인 설명을 제공합니다. 이 책은 건강한 사람, 아픈 사람, 자녀를 키우는 부모 등 우리 모두가 음식 선택의 중요성, 다양한 음식이 우리 몸에서 하는 역할, 그리고 우리 몸에 필요한 것이 무엇인지 이해할 수 있도록 도와줍니다.

이 책은 모든 청소년, 모든 부모, 그리고 질병과 싸우는 모든 사람이 꼭 읽어야 할 필독서입니다! 캠벨-맥브라이드 박사님, 감사합니다. 우리 모두를 위한 건강 지침의 또 다른 중요한 걸작을 탄생시켜 주셨습니다!

톰 오브라이언(Tom O'Bryan) 박사, DC CCN DACBN

나타샤 캠벨-맥브라이드 박사가 다시 한 번 놀라운 성과를 이뤘습니다! 그녀의 이전 책들처럼, 이번에도 영양과 건강에 대한 많은 오해와 잘못된 정보가 넘쳐나는 상황에서 명확한 빛을 비추고 있습니다. 이 간결하고 설득력 있는 책에서 박사는 채식주의와 완전 채식인 비건 같은 순수 식물성 식단이 건강에 이롭다고 가정하는 잘못된 신화를 탐구하고 폭로했습니다. 뿐만 아니라, 동물성 식품이 아닌 음식이 우리 몸에 건강하다는 오해도 다루고 있습니다. 나타샤는 그녀의 임상 사례, 광범위한 문헌 검토, 그리고 개인적인 경험을 훌륭하게 조합하여 이 책을 매우 흥미롭게 만들었습니다.

시데 프리아 박사(Dr Shideh Pouria, MB BS BSc MRCP(UK) PhD)

마침내, 인간 소화에 관하여 대단히 긴 성공적인 이력을 가진 세계적인 전문가가 왜 육식이 인간 건강에 긍정적인지 그 이유를 설명합니다! 현재 산업화된 가축 사육과 육류 소비에 대한 비판은 인간의 장과 연계하여 다시 생각해야만 합니다. 나타샤 캠벨-맥브라이드 박사는 인간의 소화기관과 동물과의 관계를 분석하면서, 목초지에서 사육되는 가축이 지구를 파괴하고 있다는 주장은 사실이 아님을 분명히 반증했습니다. 육식 반대 집단이 지구의 평화와 지속 가능성을 위해 싸우고 있다고 생각하는 사람이 이 책을 읽고 나면, 그 싸움은 실제로 인간의 장에 좋지 않은 것이라는 것을 이해하게 될 것입니다. 저는 제 소화기계인 장을 돌보고 싶습니다. 정말 감사합니다. 이 책은 그 방법을 설명합니다.

조엘 살라틴(Joel Salatin), 유기농 농부, 컨설턴트 및 저자,
폴리페이스 농장, 버지니아, 미국

역자후기

영국의 신경과 의사이며 자폐자녀의 엄마인 나타샤 맥브라이드 캠벨의 책 〈*채식주의: 제대로 알고 결정하기*〉를 〈*발달장애 자연치료 식이요법 갭스*〉 〈*만성질환 자연치료 식이요법 갭스*〉에 이어 세 번째로 번역하게 되었다. 이 책은 2017년 영국에서 출간된 책이다. 앞서 번역한 두 책에서 간단히 언급되어 있지만 채식을 영양학적 관점으로 자세히 설명하고 다룬 책이다. 이력에도 나타나 있지만 저자는 영영학도 공부한 의사이다. 나타샤의 갭스(*GAPS: Gut and Psychology/Physiology)* 개념은 그녀의 오랜된 임상 경험과 실제로 국내에서도 적용해보는 이들의 피드백에 따르면 음식이 얼마나 장 건강에 영향을 미치고 결과적으로 정신, 신체에 얼마나 영향을 미치는지에 대해 깨닫게 해준다.

그렇다면 우리나라의 채식 인구는 얼마나 될까? '한국채식연합에서는 2022년 국내 채식 인구를 전체 인구의 약 3~4%인 150만~200만 명으로, 2023년에는 약 5%인 250만 명으로 추정하고 있다. 이는 10여 년 전 채식 인구를 1~2%로 추정한 것에 비하면 두 배 이상 늘어난 것이다' 라는 기사가 있다. 또 '비건(완전 채식주의자) 인구는 2022년 기준 약 200만 명으로, 우리나라 인구의 약 4%에 해당한다'는 기사도 있었다. 국내 채식인구는 늘어나고 있으며 채식 관련 추천도서들도 300권 이상이다. 국내의 채식인구의 특징은 특히 노년층과 10대 여자 청소년과 20대 초반 청년들을 중심으로 늘어나는 것 같다. 따라서 채식관련 식품산업도 성장하는 추세이다. 얼마전 유치원이나 초등학교에서 하루를 '고기없는 날'로 정해 급식을 함으로써 어린 아이들에게 마치 채식이 환경과 지구에 도움이 되고 건강에도 좋다는 관점을 교육한다는 말을 듣고 놀란 적이 있다. 어떤 식단이 좋은 것인가에 대해서는 아직 합의적 결론이 없다. 그것이 개인의 선택이라도 자연이 우리에게 준 식물성 식품과 동물성 식품의 역할에 대해서는 과학적 근거에 따라 한번 짚어보는게 필요하다고 생각한다. 현재까지 채식주의를 지지하는 책들은 많지만 상대적으로 동물성 식품의 이점을 강조하는 책은 매우 소수이다. 하지만 〈*뇌를 깨우는 키토제닉 다이어트*〉, 〈*ASD(자폐) 치료 연구소*〉, 〈*전래식단 이야기*〉 등의 카페 등에서 상당히 체계적인 자료모음과 체험사례등을 발견할 수 있다.

이 책에서 얻은 채식에 대한 인상 한가지는 저자가 비건 채식을 단식의 한 형태로 해석한다는 점이다. 우리가 풍성한 비건 식단으로 먹을 때에 그것을 단식이라고 누가 생각할 수 있었겠는가? 저자는 이 책에서 단식의 여러 종류와 함께 비건이 왜 우리 몸에 단식이 될 수밖에 없는지도 잘 설명해 주고 있다. 이 책은 얇아 내용이 간단하다고 할 수 있지만 뒤에 실린 참고 문헌의 수는 방대하다.

어떤 식단을 하든 현대 사회는 너무나 오염이 되어 있어 어디서 건강한 먹거리를 구해야 할지 막막할 때가 많다. 그렇다 하더라도 저자가 책에서 설명하고 지향하는 사회가 너무 이상적이라고 생각할 필요는 없다. 국내에도 건강한 먹거리를 구할 수 있는 개인 농장들을 찾아보면 여기저기 있다. 또 택배에서 발생하는 쓰레기 문제는 잠시 접어두더라도 한국은 택배가 발달한 나라여서 그러한 농장 근처에 살지 않더라도 그 농산물을 구하는 것은 그다지 어렵지 않은 사회이다. 건강한 먹거리를 생산하는 농가를 찾아내어 지속될 수 있도록 식품을 구매하고 지원하는 일은 우리의 몫이다.

건강에 음식이 어떻게 영향을 미치는지 확실히 알기 원한다면 갭스(GAPS) 책과 더불어 이 책을 함께 읽어보기를 권한다. 그 내용을 이해하고 실천해본다면 당신은 어느덧 모르는 사이에 마치 선물을 받은 것 같이 더 건강해지게 될 것이다.

끝으로 이 책이 빨리 나올 수 있도록 일반 독자의 입장에서 검수를 해준 아들 은석이와 출간된 지 오래된 원저임에도 불구하고 흔쾌히 국내 번역서의 출판을 맡아준 한솔 의학에도 감사드린다.

차례

서문

타인의 좋은 본보기만큼 내가 견디기 힘든 일도 없습니다.

마크 트웨인

세계 대부분의 국가에서 채식주의는 흔하지 않다. 채식주의(비건[1] 포함)에 대한 통계가 존재하는 국가 중 약 절반 국가에서 인구의 5% 미만이 채식주의자이다. 오스트리아, 호주, 이스라엘, 영국, 스웨덴 등 일부 국가의 통계는 인구의 9~13%가 채식주의자임을 보여준다. 인구의 약 30%가 채식주의자로 기록된 인도를 제외하고는 나머지 국가에서는 그 숫자가 더 낮다.[1] 인도는 예외이며 나중에 이에 대해 더 자세히 설명하겠다. 그러나 현재 인도 이외의 국가 특히 서구 국가에서 채식주의를 적극적으로 홍보함에 따라 채식주의자 수가 증가하고 있다.

어떤 사람들은 산업화된 농업에서 가축과 가금류가 다루어지는 모습을 알게 된 후 채식주의자가 되기로 결심한다. 또 다른 이들은 감정적, 정치적, 종교적 이유로 채식주의 생활 방식을 따르기로 결정한다. 많은 사람들이 채식이 체중을 줄일 수 있다고 믿기 때문에 채식주의자가 되기로 결정한다. 채식에 관한 홍보 자료를 읽다 보면, 채식주의로 삶을 사는 것이 올바른 방식이며 건강에 좋고 동물에게 친절하며 지구를 구한다는 인상을 받게 된다. 이런 홍보 자료는 대개 '정의로움'을 강조하면서 고기를 먹는 사람들에게 부끄러움을 느끼게 하려는 경향이 있다. 또한, 음식과 영양에 관한 연

1 비건(vegan): 동물성 식품은 전혀 먹지 않고 완전한 식물성 식품만 허용하는 채식주의

구에서는 육류와 다른 동물성 식품이 세상의 모든 질병의 원인이라고 반복해서 주장하기도 한다.

정말 혼란스럽다! 그리고 실제로 많은 사람들이 혼란스러워한다. 요즘 많은 부모들은 자녀가 채식주의자가 되기로 결정하면 지지해야 한다고 믿는다. 사람들은 채식주의자를 '좋은 모범'으로 여기는 반면, 채식주의자는 죄인을 바라보는 경건한 사람의 태도로 육식주의자를 바라본다. 과연 채식주의자는 좋은 모범일까? 비건은 또 어떨까? 우리 모두가 채식주의자가 되거나 심지어 비건이 되어야 할까? 채식주의자들의 홍보를 제외하고 보면, 이 주제에 대한 과학적인 정보는 그리 많지 않다. 채식주의에 관한 연구는 적고, 수행된 연구 중 일부는 제대로 이루어지지 않아 전문가들의 비판을 받기도 한다.[2]

그러나 다행히도 지식은 과학만의 독점물이 아니다! 채식주의자나 비건인 환자를 진료해온 의사들은 귀중한 임상 경험을 쌓아왔다. 의사들은 실제로 환자들을 치료하면서 채식주의라는 라이프스타일이 환자의 건강에 어떤 영향을 미칠 수 있는지를 몸소 경험하고 있기 때문에, 따로 연구를 하지 않아도 많은 정보를 가지고 있다. 이 책에서 나는 제가 쌓아온 임상 경험과 그로부터 얻은 결론을 여러분과 공유하고자 한다.

제가 이 책을 통해 전하고 싶은 메시지는, 채식주의자나 비건이 되는 것을 고고려하는 모든 분들에게 도움이 되기를 바라는 것이다. 만약 당신 주변에 채식주의를 고려하는 사람이 있고 또 그 사람이 당신의 가족이나 지인이라면 채식주의를 결심하기 전 제발 먼저 이 책을 먼저 읽어보라고 권하자!

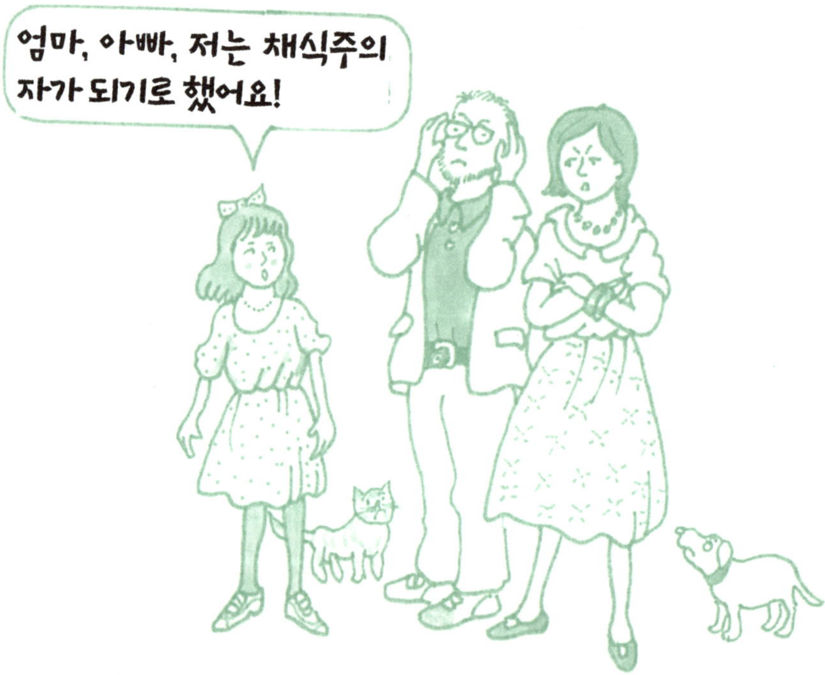
엄마, 아빠, 저는 채식주의
자가 되기로 했어요!

문제의 핵심

자연은 이론과 실제 사이에 큰 간극을 두었습니다.

사뮤엘 존슨

21세의 헬렌은 그녀의 이모가 걱정하며 내 병원에 데려온 환자였다. 헬렌은 위험할 정도로 저체중이었고, 날이 갈수록 더 마르고 있었다. 그녀는 키가 185cm가 넘는 큰 여자 아이였고, 체중은 겨우 51kg에 불과했다. 분명 예전에는 꽤 아름다웠겠지만, 지금은 쇠약하고 창백해 보였으며, 눈은 흐릿했고 목소리는 약하게 들렸다. 그리고 월경은 일곱 달 전에 멈춘 상태였다.

헬렌의 고향은 영국 아닌 다른 나라였고, 그녀는 대학에서 공부하기 위해 영국으로 온 것이었다. 그녀의 고향에서는 가공 식품을 구할 수 없었기 때문에, 신선한 육류, 신선한 달걀, 신선한 전유(whole milk)[1]가 식단의 큰 비중을 차지하였고 현지에서 생산된 신선한 재료로 조리한 건강한 집밥을 먹으며 자랐다. 그 덕분에 헬렌은 언제나 매우 건강한 상태를 유지할 수 있었다. 하지만 영국에 온 헬렌은 곧 동료 학생들이 자주 먹는 가공된 정크 푸드에 대한 혐오감을 느끼게 되었다. 그래서 그녀는 건강한 식단을 하기로 결심하였다. 당시 많은 사람들에게 알려져있는 문헌을 간단히 읽어본 후, '가장 건강한' 식단은 채식과 저지방 식단이라는 생각을 하게 되었다. 그래서 헬렌은 통곡물, 콩류, 렌틸콩, 견과류, 많은 야채와 과일로 식사를 하기 시작하였다. 음료로는 물과 과일 주스만 마셨다. 섭취한 유일한 지방은 약간의 올리브 오일과 땅콩 버터였다. 동물성 식품을 전혀 섭취하지 않았고

1 현대의 저지방 우유처럼 구성 성분을 변화시키지 않은 착유한 그대로의 우유를 말한다.

모든 것을 유기농으로 먹으려고 노력하였다.

몇 달 동안 이 식단을 한 후 헬렌의 월경이 멈췄고 체중이 감소하기 시작하였다. 하지만 그녀는 '건강'하다고 느꼈기 때문에 아무것도 걱정할 필요가 없는 듯하였다. 고향집을 방문했을 때, 가족은 그녀의 모습을 보고 매우 걱정스러워 영국에 있는 헬렌의 이모에게 도움을 요청하였다. 나에게 상담을 받기까지 헬렌은 1년 이상 이 '건강한' 식단을 유지해 온 것이다.

그렇다면 헬렌에게 무슨 일이 일어난 걸까? 그녀는 소위 세상에 가장 건강한 식단이자 우리 모두가 추구해야 한다고 알려진 '그 식단'을 따르지 않았는가? 이 채식 식단은 일부 권위자와 주류 미디어가 우리에게 건강한 식단이라고 말하고 있는 바로 그 식단인데 말이다.

헬렌의 문제를 총체적으로 이해하려고 노력해보자

헬렌은 지적인 소녀이고 그녀가 한 첫 번째 훌륭한 일은 모든 가공 식품을 먹지 않는 것이었다. 화려한 포장재에 싸인 인공 조합품은 '음식'이라는 고귀한 이름으로 불릴 자격이 없다. 이것들은 현대에 유행병같이 많아진 퇴행성 질환의 근원이지만[1,2,3] 여기서는 가공 식품에 시간을 할애하지는 않겠다. 나는 '인간은 자신의 음식을 (인공적으로) 만들어 낼 만큼 영리한 유일한 종이며, 또 그것을 먹을 만큼 어리석은 유일한 종이다.'[4]라고 한 조이 하콤브(Zoe Harcombe)[2]의 위대한 말을 인용하여 가공식품에 대한 관

2 웨일즈의 영양학자로 건강, 영양, 식이요법의 전문가이며 저탄수화물 식단과 육식식단을 옹호하는 영양학자다.

점을 요약하겠다. 건강을 유지하려면 인간이 아니라 자연이 만든 음식을 먹어야 한다. 자연은 우리의 몸을 설계하는 데 수십억 년의 시간을 투자했으며, 동시에 우리에게 적합한 음식을 만들어왔다. 인간이 기껏 수십 년간 실험실에서 다양한 조작을 해본 후, 자연보다 더 잘 안다고 생각하는 것은 얼마나 오만한 일인가!

자연은 우리에게 식물성 식품과 동물성 식품이라는 두 가지 식품군을 제공해 왔다. 이 두 가지 그룹은 인체에서 각기 다르게 작동하며, 둘 다 중요하다. 인간은 지구에서 진화해온 잡식성 동물로, 주변의 식물과 동물을 모두 섭취해왔다. 이는 여러 연구자들이 수행한 전 세계 전통 문화에 대한 광범위한 연구에서 확인된 사실이다. 이중 가장 두드러지고 철저한 연구는 미국의 치과 의사인 웨스턴 프라이스(Weston A. Price)가 수행하였다. 그는 20세기 초에 여전히 토착 전통 문화가 존재하는 곳을 여행하며 여러 해를 보냈다. 그의 연구 목적은 식단이 인간의 건강에 어떤 영향을 미치는지 확인하는 것이었다. 당시 '문명화된' 세계에서는 만성 질환이 만연했고, 음식이 그것과 관련이 있다는 것이 분명하였다. 그 당시 채식주의는 미국과 유럽에서 인기를 얻고 있었다. 그래서 웨스턴 프라이스가 여행을 떠났을 때 그는 건강한 채식주의 문화를 찾고자 더 노력하고 있었다. 그러나 아무리 열심히 찾아다녀도 건강한 채식문화를 찾을 수 없었다. 지구 곳곳의 건강한 원주민들은 식물성 식품과 동물성 식품을 섞어 먹었고, 그 중 그들이 가장 가치 있게 여긴 것은 동물성 식품이었다.[5]

그렇다면 이제 두 그룹의 자연식품을 더 자세히 살펴보자.

음식의 역할

아름다운 지구상의 모든 에너지는 재활용되고, 새로운 에너지는 태양에서 얻는다.[6] 태양의 에너지를 포착하고 고체물질로 변환시키기 위해 자연은 식물을 설계하였다. 식물은 햇빛을 포착하여 클로르필이라는 식물의 구조를 이루는 물질로 변화시키는데, 이를 광합성이라고 한다.

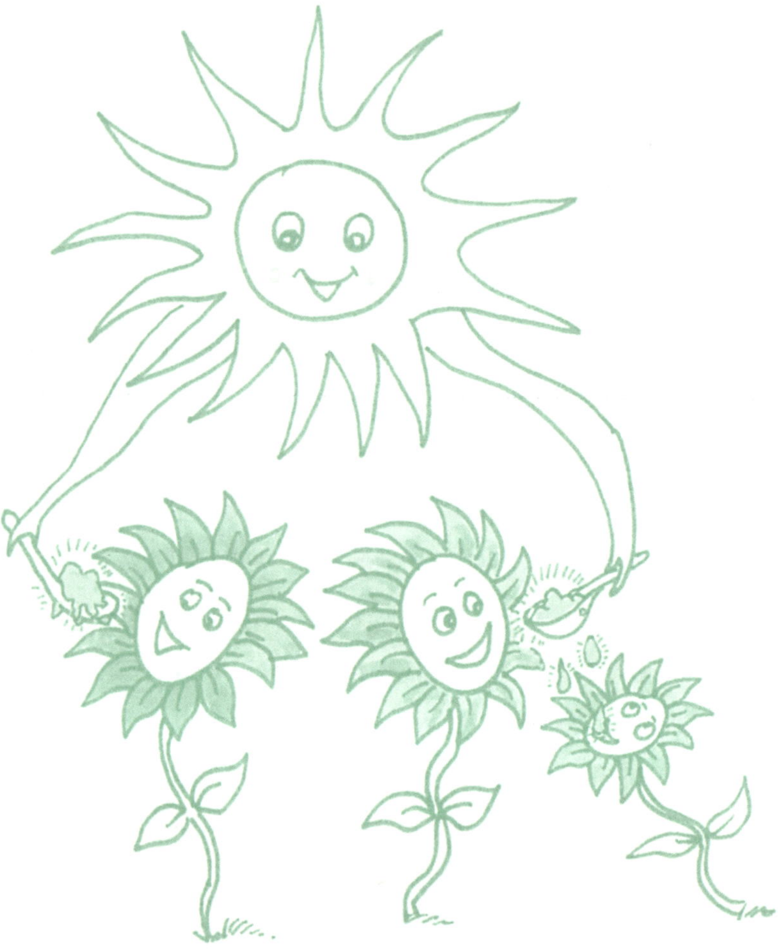

햇빛은 식물의 주요 '음식'이다. 식물은 햇빛을 흡수하여 녹색 덩어리인 엽록소를 만드는 데 사용한다.

정원에 있는 식물은 화창한 날에는 거의 두 배로 커질 수 있다! 이 현상은 식물이 우리가 만지고 먹을 수 있는 고체 물질로 태양 에너지를 바꾸는 데 얼마나 효율적인지 보여주는 것이다.[6]

지구상에서 태양 에너지를 식물의 형태로 소비하는 다음 생물체들은 소, 양, 염소, 기린, 물소, 엘크, 사슴, 낙타 등의 초식 동물 (식물만을 먹도록 설계된 동물)이다.[7] 식물은 일반적으로 소화하기 어렵다.[8] 이를 잘 소화할 수 있는 유일한 생물은 미생물이다.[9] 미생물은 탄수화물을 발효시키고, 단백질, 전분, 섬유질을 분해하고, 비타민을 만들어 방출하고, 일반적으로 식물을 다른 동물이 먹어서 혜택을 볼 수 있는 형태로 바꾸는 놀라운 능력을 가지고 있다. 이러한 미생물들을 이용하는 것이 바로 초식 동물이 식물을 소화하고 그로부터 영양소를 추출하도록 돕기 위해 자연이 설계한 방식이다. 그렇게 하기 위해 자연은 그들에게 매우 특별한 소화 주머니, 즉 반추위를 갖추게 하였다.[7,9] 반추위란 동물을 위해 식물을 대신 소화해주는 식물 분해 미생물로 가득 차 있는 매우 큰, 여러 개의 위를 말한다.

반추위는 매우 활동적인 장기로, 미생물이 식물 물질(예를 들어 풀)에 일정 시간 동안 작용한 다음 동물의 입으로 다시 보내 또 씹게 한다. 동물은 풀을 조금 더 씹은 후 소화를 위해 삼킨다. 이것을 되새김질(반추)이라고 하며, 초식 동물은 같은 식물을 여러 번 되새김질하며 씹는다.(소의 경우 약 200회 정도).[7] 반추위에서 식물의 탄수화물은 분해되고, 그 중 상당수가 포화 지방산(단쇄 지방산 – 아세트산, 프로피온산 및 부티르산)으로 전환된다.[7,9] 따라서 초식 동물은 실제로 고지방 식단을 하고 있는 것이며, 대부분은 포화 지방이다. 이 지방이 동물들이 만들어내는 에너지의 주요 공급원이다.[7] 반추위에는 박테리아, 바이러스, 곰팡이, 원생동물, 연충[3]들

3 꿈틀거리며 기어다니는 벌레의 총칭이며 기생충으로는 회충이 대표적이다.

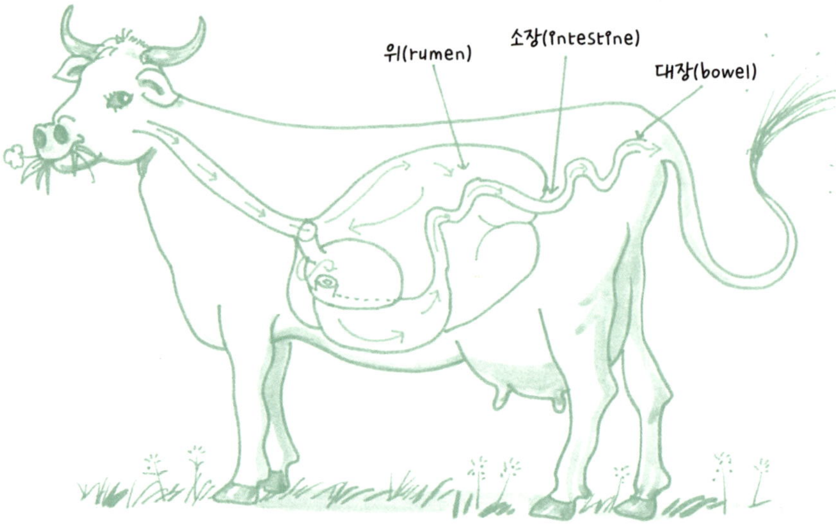

초식 동물의 소화계. 풀은 먼저 위에서 잘 소화된 후 장으로 이동하여 그 영양소가 흡수된다.

을 포함한 매우 다양한 미생물들이 있다. 이들은 동물을 위해 식물성 물질을 소화하고 동물의 소화계가 흡수할 수 있는 영양소들로 전환하는 데 참여한다.[7,9] 초식 동물의 반추위는 자연의 모든 것이 서로 협력하고 조화를 이루며 어떻게 작동하는지 보여주는 아름다운 예이다!

초식 동물의 몸에 축적된 태양의 에너지를 활용하기 위해 자연은 포식자라는 생명체 그룹을 설계하였다. 늑대, 사자, 호랑이, 여우, 고양이, 개 등은 초식 동물과는 매우 다른 소화 기관을 가지고 있어 식물성 물질을 소화할 수 없다.[10] 이들은 오직 육류와 다른 동물성 음식만 소화할 수 있다. 우리 인간의 소화 시스템은 미생물이 거의 없는 작은 위를 가지고 있으며, 구조적으로 포식 동물의 소화기계와 유사하다.[11] 포식 동물처럼 인간의 위도 고기, 생선, 우유, 달걀을 분해할 수 있는 위산과 펩신을 생성하도록 설계되어 있다. 즉, 인간의 위는 동물성 식품을 소화하는 데 최적화되어

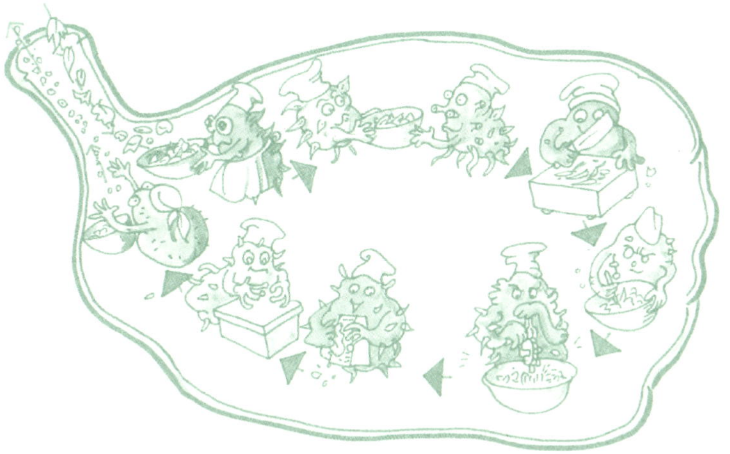

반추위 내부. 내부의 미생물들은 식물을 소화하도록 완벽하게 설계되었다. 먹는 풀을 소가 소화하는 것이 아니라, 소의 반추위에 있는 미생물이 소를 대신하여 그 일을 하는 것이다.

있지만, 식물은 전혀 소화하지 못한다. 식물은 위에서 소장으로 이동한 후, 소장에서 췌장 효소와 담즙이 추가되어 더 분해되기를 기다려야 한다.[11] 그러나 그곳에서도 식물은 잘 소화되지 못한다. 우리는 익힌 전분의 적은 부분만 분해하고, 일부 주스, 설탕, 비타민을 흡수할 수 있을 뿐이다. 식물의 대부분, 특히 섬유질과 대부분의 전분은 인간이 소화하기 어려운 것들이다.[8] 결국, 이들은 소장을 지나 대장에 도달하게 되며, 대장은 인간에게 반추위 역할을 하게 된다.

대장은 박테리아, 곰팡이, 원생동물, 바이러스, 연충들 및 다른 미생물들로 구성된 우리 장내 미생물군의 대부분이 살고 있는 곳이다. 이 미생물들은 음식을 소화하고 영양분을 추출하는 역할을 한다.[12] 또한 일부 전분과 식이섬유를 분해하여 짧은 사슬 지방산과 비타민 B, 비타민 K2, 그리고 우리에게 유익한 다른 물질로 전환하는데, 이는 초식 동물의 반추위에서 일어나는 방식과 유사하다. 초식 동물은 반추위가 소화계의 시작 부분에 위치하는 반면, 인간의 대장은 초식 동물의 반추위와 같은 역할을 하면서 소화기계의 끝에 위치한다. 초식 동물이 섭취한 식물은 영양소 흡수가 일어나는 장 부위로 이동하기 전에 반추위에서 잘 소화된다. 그러나 인간의 경우, 대부분의 음식 흡수는 식물이 소화될 수 없는 부위인 소장에서 이루어진다.[8,11] 따라서 우리가 장에서 흡수하는 영양소들은 주로 위

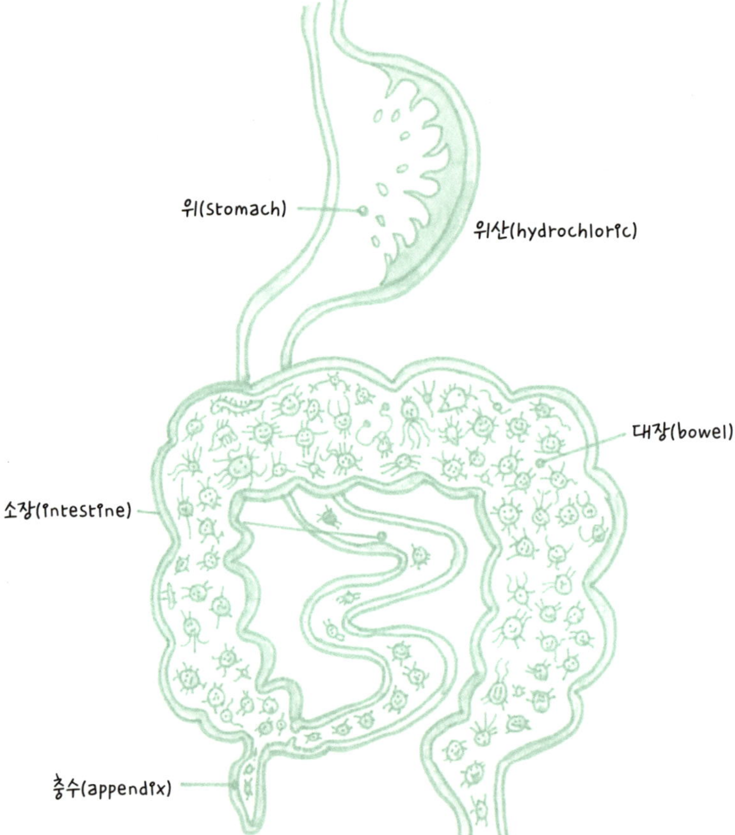

식물을 소화하려면 우리 몸에 미생물이 필요하다. 인간의 위는 위산을 생성하여 식물을 소화하는 미생물에 매우 적대적인 환경을 조성한다. 장으로 이동할수록 미생물 군집은 점차 증가하게 되며, 특히 대장에서는 장내 미생물군의 대부분이 거주한다. 이곳에서 식물은 어느 정도 소화되어 인체에 필요한 영양소를 공급할 수 있게 된다.

에서 잘 소화되는 동물성 식품으로부터 나온다. 간단히 말해, 우리 몸을 건강하게 해주는 영양소의 대부분은 동물성 식품에서 나온다. 사람들은 수천 년 동안 경험을 통해 이 사실을 알고 있었다. 그들은 자신에게 가장 영양가 있는 음식이 동물성 식품에서 나온다는 것을 인식하고, 식물을 육류를 보완하는 보충제로 생각하며 먹거나 동물성 식품이 부족할 때 식물을 섭취하였다.[5]

지금까지 우리는 자연 식물, 즉 신선한 야채와 과일, 가공되지 않은 곡물, 콩류, 씨앗, 견과류와 허브에 대해 이야기하였다. 그러나 가공된 식물성 물질, 특히 밀가루와 설탕으로 만든 것들은 매우 다른 소화 패턴을 보인다. 이들은 식품 산업이 우리를 위해 '미리 소화'시켜 놓은 것들이다. 우리의 장은 그것들을 소화하기 위해 할 일이 거의 없으므로, 이들은 매우 빨리 잘 흡수된다. 이러한 '음식'은 '문명화된' 세계에서 모든 퇴행성 질환의 주요 원인이다.

그렇다면 유명한 영양학 책에 소개된 대로 식물이 영양이 풍부하다는 연구 발표들은 무엇을 의미하는 것일까?[13] 그렇다, 실험실에서 다양한 식물성 식품을 분석하면 비타민, 단백질, 지방, 미네랄이 상당량 함유되어 있는 것으로 나타난다. 그래서 이런 정보들이 일반 영양학 문헌에 게재되어 우리에게 혼란을 불러일으킨다. 왜 그럴까? 실험실에서는 온갖 방법과 화학물질을 사용하여 식물에서 영양소를 추출할 수 있기 때문에 그런 결과가 나온다. 그러나 이런 추출 방식은 인간의 소화 기관에는 없는 방법이다.[11] 인간의 소화계는 식물을 소화하고 유용한 영양소를 추출하는 능력이 매우 제한적이다. 과거에 사람들은 식물성 식품은 인간이 소화하기 어렵다는 것을 알고 있었기 때문에 모든 전통 문화권에서는 많은 영양소를 추출하고 소화하기 쉽게 만들기 위해 발효, 맥아 발효, 싹틔우기, 익히기와 같이 식물을 전처리하는 방법을 개발하였다.[5] 안타깝게도 현대 사회에서는 이런 방법 중 많은 부분이 잊혀지고, 식품 산업의 상업적 목적에 맞는 요리법으로 대체되었다.

식물성 식품을 올바르게 준비하여 조리하면 우리는 그걸 먹고 살 수 있지 않을까?

헬렌이 집에서 천연 식물성 재료로 모든 음식을 준비한 방식이 바로 그것이다. 헬렌은 쌀, 귀리, 퀴노아, 메밀로 음식을 만들었고, 빵을 직접 만들었으며, 렌즈콩과 기타 콩류를 요리했고, 견과류와 과일을 간식으로 먹었으며, 야채를 많이 섭취하였다. 그런데 그녀에게 왜 심각한 문제가 발생했을까? 함께 살펴보자.

인체는 수분을 제외하고 대부분 단백질과 지방(반 반씩) 성분으로 이루어져 있다. 이들은 뼈, 근육, 뇌, 심장, 폐, 간, 기타 모든 장기를 이루는 '벽돌과 접착물질'이다. 실험실에서 식물과 동물성 식품을 분석한 결과, 인체 구조와 생리에 가장 적합한 단백질과 지방은 동물성 식품에서 나온 것들이다.[8,14,15]동물성 단백질의 아미노산 구성은 인체에 적합한 반면, 식물성 단백질의 아미노산 구성은 불완전하고 인체 생리에 적합하지 않다. 지방도 마찬가지이다. 동물성 지방은 인체의 생리적 요구에 적합한 지방산 구성을 가지고 있지만, 식물성 오일의 구성은 인체에 적합하지 않다.[15] 따라서 신체에 영양을 공급하고 조직과 구조를 만드는 데 있어서 동물성 식품이 가장 좋고 유일하게 적합한 식품이다!

인체는 난자와 정자의 수정부터 노년에 이르러 사망하기까지 이어지는 놀라운 세포재생(Cell Regeneration)이라고 부르는 과정이 있다.[11] 신체의 세포(장기 및 조직)는 끊임없이 성장하고 늙고, 죽으며 새로 태어난 세포로 대체된다. 이런 식으로 신체 스스로를 회복하고, 모든 손상도 치유한다. 신체가 세포를 새로 만들어 오래된 세포를 대체하려면 그 세포를 만드는 건축 자재인 단백질과 지방이 필요하다. 세포 재생 과정에 필요한 최고의 건축 자재는 육류, 생선, 달걀, 유제품과 같은 동물성 식품에서 얻는다.[14] 성장하는 어린이는 세포 재생뿐만 아니라 신체 성장을 위해 많은 양의 건축 자재가 필요하므로 동물성 식품은 식단에서 매우 중요한 부분이 되어야 한다.[16] 영양 외에도 동물성 제품은 신체에 에너지를 공급한다. 사실, 일반적인 믿음과는 달리 인체의 대부분 세포에 가장 좋은 에너지원은 지방이다! [8,14,16]

인체에서 가장 배고픈 기관 중 하나는 뇌인데, 뇌는 혈액에 떠다니는 모든 영양소의 약 25~45%를 '스폰지처럼 흡수'한다.[8,16] 인체는 하루 24시간, 매일 뇌에 영양을 공급하는 데 많은 노력을 기울인다. 대중적인 믿음과는 달리, 뇌는 단순히 포도당 형태의 에너지보다 훨씬 더 많은 것을 필요로 한다. 뇌는 하나의 신체 기관이며 세포 재생 과정에는 양질의 단백질과 지방의 공급이 필요하다.[8,16] 뇌는 지방이 매우 많은 기관이므로 그 구조를 유지하기 위해 양질의 지방이 많이 필요하다. 게다가 뇌는 신경전달물질, 호르몬 및 수백 가지의 다른 활성 분자를 생성하는데, 이는 대부분 단백질이므로 뇌는 이를 만들기 위해 건축 자재가 필요하다. 뇌에 공급할 가장 좋은 건축 자재는 동물성 식품에서 나온다.[11,16] 임상에서 우리 의사들은 순수 식물성 식단을 하는 사람들의 뇌 기능이 퇴화하는 것을 목격한다. 먼저 생각과 행동에서 융통성이 없어지고, 정신의 예리함이 사라지며, 기억력과 학습 능력이 떨어지고, 우울증이 생기고, 다른 정신적 문제가 뒤따르는 것이다. 이것들은 모두 뇌가 굶주리고 있다는 신호이다.

전통적인 원주민을 대상으로 연구해보면 동물성 식품이 우리에게 꼭 필요하다는 사실이 확인된다.[5] 1935년에 출판된 남쪽 바다 섬 주민과 플로리다 인디언에 대한 기사에서 웨스턴 프라이스(Weston A. Price)는 인간의 식인 풍습에 대해 매우 흥미로운 설명을 하였다.[17] 섬 주민들은 두 그룹으로 나뉘었는데, 바다에 살면서 해산물을 많이 먹는 해안가 주민과 식용 식물만 구할 수 있는 섬 중앙의 높은 언덕에 사는 주민이었다. 두 그룹은 음식을 서로 교환하였다. 그러나 언덕에 사는 주민들이 잠시 동안 해산물을 충분히 섭취하지 못하자 건강이 나빠졌다. 건강 문제를 해결하기 위해 그들은 해안으로 내려와 해안가에 거주하는 사람들의 인육을 먹었다. 그들은 생선과 조개를 많이 먹었던 해안가 사람들의 장기(특히 간)가 그들에게 필요한 모든 영양소를 가지고 있다는 것을 경험을 통해 알고 있었다. 그들은 특히 어부를 표적으로 삼았는데, 어부들은 해산물을 더 많이 먹었고 그들의 장기는 특히 영양가가 높았기 때문이다. 웨스턴 프라이스는 언덕에 거주하는 사람들이 자신을 다음 희생자로 선택하였다는 말을 듣고 집을 떠나야 했던 한 어부를 인터뷰하였다. 인간 역사에서 보는 이 실제의 예는 인간이 동물성 식품 없이는 살 수 없다는 것을 다시 한번 보여준다. 해안가 사람들은 해산물을 먹으며 행복하게 살았으므로, 그들은 다른 사람을 먹는 식인에 대해 전혀 생각하지 않았다. 그러나 언덕 사람들은 식물만으로는 살 수 없었기 때문에, 그들은 생존하기 위해 해산물로 식단을 보충해야 했다. 그리고 해산물을 충분히 얻지 못했을 때, 그들은 과감한 행동을 할 준비가 되어 있었던 것이다.[17] 이것은 사람들이 진정으로 배고플 때 무엇을 할 수 있는지에 대한 또 다른 예시일 뿐이다. 그리고 진정한 배고픔이란 항상 동물성 식품이 고플 때이다!

우리는 동물성 식품만으로 살아갈 수 있을까?

많은 사람들이 인간이 전적으로 동물성 식품만 먹고 살 수 있다는 사실을 듣고 놀랄 것이다. 내 클리닉에는 동물성 식품만 먹고도 좋은 결과를 보이는 어린이와 성인 환자들이 있다. 궤양성 대장염, 크론병, 심각한 정신 질환이 있는 환자는 식물 배제 갭스식단[4](No-Plant GAPS Diet)으로 매우 잘 지낸다. 잎사귀 하나나 어떤 식물성 식품도 전혀 섭취하지 않고도 말이다. 이들은 내장육, 동물성 지방, 고기 육수, 사골 육수, 생선(조개류 및 연체동물 포함), 생선 육수, 신선한 달걀 및 케피어, 사워크림 등 비살균유를 발효한 것, 기버터, 버터, 치즈 및 요거트를 먹는다. 이 식단은 궤양성 대장염과 크론병의 심각한 사례에서 환자들이 건강을 유지하고, 모든 약물 사용을 중단할 수 있도록 도와준다. 또한 정상 체중에 도달하고 소화 증상이 사라지며, 개인의 능력을 최대한 발휘할 수 있게 해주는 유일한 식단이다. 양극성 장애, 정신 분열증 및 기타 정신 질환의 중증 사례에서도 이 식단은 큰 도움이 될 수 있다. 실제로 이 식단을 3년 이상 지속해 온 환자들도 있으며, 효과를 경험했기 때문에 식습관을 바꾸고 싶어하지 않는다. 일부는 식단에 약간의 야채나 과일을 추가해 보려 했지만, 증상이 다시 나타나기 시작하자 그 시도를 중단해야 했다.

그래서 나는 내 임상 경험에 따라, 인간은 식물성 식품을 전혀 섭취하지 않고도 매우 건강하게 살 수 있다는 걸 확신한다.

전적으로 동물성 식품만으로 살아가는 것이 사람들에게 새로운 일은 아니다. 웨스턴 프라이스(Weston A. Price)는 전통 문화권의(소위 원시인) 사람들 중 가장 건강한 그룹 중 하나가 식물을 전혀 먹지 않는 아프리카의 마사이족 전사들이라는 것을 발견하였다.[5] 그들은 유목민이었고, 가축과

4 Gut and Psychology/ Gut and Physiology syndrome의 약자를 갭스(GAPS)라고 부른다. 장과 관련하여 나타나는 여러 만성질환자를 위한 식이요법을 갭스식단이라고 하며 저자인 나타샤가 창안하였다. 국내에서 번역서인 〈발달장애 자연치료 식이요법 갭스〉와 〈만성질환 자연치료 식이요법 갭스〉에 잘 소개되어있다

함께 옮겨다니며, 가축으로부터 얻을 수 있는 음식이 그들이 먹는 것의 전부였다. 그들은 고기와 내장육을 먹었고, 생우유, 발효된 우유 및 소의 피를 마셨다. 그들에게 서식지에서 발견되는 과일을 왜 먹지 않느냐고 물었을 때, 그들은 웃으며 과일은 소의 먹이라고 대답하였다. 이 사람들에게는 우리의 현대 '문명화된' 세계의 질병이 전혀 없었다. 심장병, 암, 퇴행성 질환이 없었고, 몸은 날씬하고 근육질이었다. 그들은 수명도 길었으며, 치아가 매우 아름답고 건강하였다. 완벽한 신체적 건강이외에도 이 사람들은 지적이고, 즐겁고, 평화롭고, 친절하고, 행복했으며, 심리적인 문제가 전혀 없었다. 하지만 그들 중 일부가 도시로 이주하여 현대식 식단을 하기 시작하면서 모든 현대 국가의 사람들이 겪는 것과 동일한 질병에 걸리기 시작하였다.[5]

그러므로 사람은 식물 없이도 살 수 있지만 동물성 식품 없이는 살 수 없다는 것이 진실이다!

그렇다면 식물의 효용성은 무엇일까?

만성 질환에 도움이 되는 것으로 보여지는 모든 식물 기반 식단은 어떤 것일까? 왜 냉 압착 고품질 식물성 오일이 많은 퇴행성 질환에 유익한 것으로 나타났을까?[18] 이러한 오일을 섭취하는 것은 주류 의학계와 대체의학계 모두에서 장려한다. 그리고 건강에 유익한 것으로 나타난 모든 항산화제, 효소, 비타민, 미네랄, 활성 플라보노이드 및 기타 식물에 있는 물질은 어떨까? 브로콜리에 항암 특성이 있다는 사실과[19,20], 양배추에는 소화계를 치료하는 물질이 들어있고[21], 견과류에는 심장병의 위험을 줄이는 물질[22]이 있다는 등 과학이 계속 발견하고 있다. 여기에서 우리는 식물을 먹는 진짜 목적을 알게 되는데, 식물은 정화제 역할을 한다. 식물은 우리 몸에 일정 부분의 영양을 공급할 수는 없지만, 우리 몸을 내부적으로 깨끗하게 유지하는 역할을 한다. 또한 식물은 포도당 형태로 신체가 사용할 에너지와 비타민과 미네랄 형태로 일부 보조 인자를 제공하지만, 주된 목적은 신체를 깨끗하고 독소가 없는 상태로 유지해주는 것이다. 실제로, 신선하고 자연적인 상태의 식물은 강력한 해독 물질을 갖추고 있어 인체에 축적되어 있는 인간이 만든 화학물질, 오염 그리고 기타 독소를 제거할 수 있다.[23] 식물은 생으로 섭취할 때 특히 강력한 해독제가 된다. 식물의 즙은 소화계의 상부에서 흡수되어 수많은 해독 물질과 보조 인자를 제공한다. 생 유기농 채소, 야채 및 과일을 착즙하여 마시는 것이 모든 해독 프로토콜의 주요 부분이다.[23]

식물성 물질이 장의 더 아래쪽으로 이동하면, 식물의 섬유질과 전분이 장내 미생물군에 영양을 공급한다.[24] 하지만 섬유질과 전분의 문제점은 '나쁜' 미생물과 '좋은' 미생물에게 똑같이 영양을 공급한다는 것이다. 따라서 이 식물성 물질이 사람에게 얼마나 좋은지는 그 사람의 장내 미생물들의 구성에 따라 달라진다. 만일 장내 미생물군이 건강하다면 섬유질과 전분이 당신에게 도움이 될 것이다. 그렇지 않다면 장의 유해균들은 식물성 물질을 먹이로 삼아 번성하고 많은 독소를 생성하여 당신에게 많은 피해를 입힐 것이다. 내가 만든 갭스 영양 프로토콜(GAPS Nutritional Protocol)[5]은 장내 미생물군을 정상화하고 장을 회복하도록 설계되었다. 우리는 갭스 영양 프로토콜의 초기단계에서 모든 전분과 섬유질을 제외하는데, 이는 장을 치유하는 데 꼭 필요하기 때문이다.[40]

식물을 가열하여 조리하면 식물의 정화 능력은 감소하지만, 좀 더 소

---

5 갭스의 개념을 제시한 나타샤 박사가 갭스의 원칙에 따라 만든 영양 프로토콜로 도입 갭스식단, 완전한 갭스 식단, 케토제닉 갭스 식단, 식물배제 갭스식단등 다양한 식단의 스펙트럼을 제시한다. 이에 대한 자세한 설명은 *〈발달장애 자연치료 식이요법 갭스〉〈만성질환 자연치료 식이요법 갭스〉*를 참조하길 바란다.

화하기 쉬워져 신체가 사용할 수 있는 건축 자재를 제공할 수 있게 된다. 불행히도, 식물은 인체를 우리가 필요한 만큼 구성해 줄 수 없다. 식물은 대부분 탄수화물인데, 우리 몸은 이를 에너지로 사용하고 남은 부분은 지방으로 저장한다.[16] 가공이 많이 된 식물, 특히 곡물을 섭취하는 것은 우리 몸에 해로운 성분을 공급하여 질병을 유발할 수 있다. 그 음식들은 신체에 설탕을 과다하게 공급하여 신진대사의 가장 기본적인 메커니즘 중 일부를 깨뜨린다.[4,8] 이것이 밀가루와 설탕으로 만든 제품(초가공된 식물)의 섭취가 현대 사회의 거의 모든 퇴행성 건강문제가 나타나는 주요 원인이 되는 이유이다. 밀가루와 설탕으로 만든 제품의 섭취는 체중 증가, 당뇨병, 비만, 심장병, 암, 알츠하이머병 및 기타 형태의 치매, 어린이와 성인의 심리적 및 신경학적 문제, 불임, 다낭성 난소, 면역 이상 등이 증가하는 원인이다.[4,16] 곡물의 또 다른 구성요소인 식물성 단백질 또한 인류에게 점점 더 많은 위협이 되고 있다는 사실이 최근 많은 연구를 통해 드러나고 있다. 밀과 기타 곡물의 글루텐, 옥수수의 제인(zein), 호밀의 세칼린(secalin), 보리의 호르디엔(hordein), 귀리의 아베닌(avenin)이 그러한 곡물의 단백질이다.[25,26] 이러한 곡물 단백질이 위험해지는 이유는 점점 더 많은 사람들의 장내 미생물군이 손상되고 있기 때문이다. 장내 미생물군이 비정상적인 사람의 경우 곡물 단백질은 제대로 소화되지 않고 **펩타이드**[6] 형태로 흡수되어 만성 전신 염증, 자가면역 질환, 음식 알레르기 및 불내증을 유발한다. 류마티스 관절염에서 암, 심장병에서 정신 질환에 이르기까지 모든 만성 질환의 치료는 먼저 식단에서 모든 곡물과 곡물로 만든 모든 것을 제외하는 것으로 시작해야 한다.

---

6 단백질은 장에서 잘 흡수되려면 아미노산으로 분해되어야 하는데 건강하지 않은 소화기계는 단백질을 여러 아미노산이 연결된 펩타이드 형태로 부분적으로 소화할 수 밖에 없다.

해독 능력이 좋은 사람은 독소가 쌓인 몸보다 항상 좋은 기분을 느낀다. 이것이 많은 사람들이 처음 몇 주 동안 식물성 식단을 먹으면 기분이 좋아지는 이유이다. 우리는 비건과 채식주의 책에서 그에 대한 긍정적 언급을 찾을 수 있다. 하지만 몸의 정화가 끝난 후에는 동물성 식품을 인체에 공급하기 시작해야 한다. 그 시점을 놓치면 몸이 영양 부족에 시달리며 건강이 악화될 수 있다. 헬렌에게는 무슨 일이 일어났던 걸까? 그녀는 채식주의 식단으로 자신을 정화하고, 정화하고, 정화하다가 문자 그대로 몸이 '씻겨 나갔다'. 그녀는 몸이 정화를 마치고 영양 공급을 하기 시작해야 하는 즉 동물성 식품을 먹어야 하는 시점을 놓친 것이다. 그래서 그녀는 곡물, 콩, 견과류, 과일, 채소, 식물성 기름을 많이 먹었음에도 불구하고 체중이 많이 줄었다. 우리 현대 사회에서 매우 '건강한' 것으로 여겨지는 이 '식이요법'은 그녀에게 유의미한 영양을 공급해주지 못한 것이다!

헬렌의 월경은 이 식단을 시작한 지 몇 달 후에 멈췄다. 왜 그런 일이 일어났을까? 그녀의 몸이 굶주렸기 때문에 그녀의 몸은 남아있는 귀중한 자원을 보존해야 했고 매달 월경에 낭비할 여유가 없었던 것이다. 하지만 가장 큰 이유는 헬렌의 몸에서 호르몬이 생성되지 않았기 때문이다. 성 호르몬은 우리 몸에서 콜레스테롤 분자로부터 생성된다.[27] 식물에는 콜레스테롤이 없으며 동물성 식품에만 있다. 인체는 콜레스테롤을 생성할 수 있지만 영양 결핍이 있는 사람의 신체는 콜레스테롤을 효율적으로 만들어 낼 수 없다. 결과적으로 성 호르몬을 포함한 모든 스테로이드 호르몬의 생성이 감소할 수 있다.[27,28] 결과적으로 성 호르몬이 없으면 인간의 생식 기관에서 월경이나 다른 기능을 수행할 수 없다.

여러 종교 단체에서는 채식을 하면 성 호르몬이 감소한다는 사실을 발견하여 수 세기 동안 그들의 조직에서 이 사실을 활용해 왔다. 왜냐하면 승려와 수녀는 어떠한 성적 행위도 할 수 없었기 때문이다. 종교계는 성적 에너지가 그들에게 문제가 되었기 때문에 이를 감소시킬 방법을 찾았다. 그들은 식물성 식단이 이 목표를 매우 효과적으로 달성한다는 것을 발견하였는데, 채식을 하면 성적 욕망과 생식력이 극적으로 감소했던 것이다.[29] 이것은 수녀와 승려에게는 좋은 소식일 수 있지만, 언젠가 가족을 갖기를 바라는 헬렌과 같은 젊은이에게는 매우 나쁜 소식이다. 많은 젊은 부부가 자녀를 가질 수 없는 불임 문제는 현재 서구에서 심각한 이슈로 대두되고 있다.[30] 주류 사회에서 권장하는 식물 기반의 저지방 식단은 불임이라는 문제의 주요 원인 중 하나로 여겨진다. 임상 경험에 따르면 이러한 부부가 식단을 바꾸고 적정량 또는 고지방 함량의 동물성 식품을 많이 섭취하기 시작하면 상당수가 아이를 임신한다.[28] 최근 연구도 이를 뒷받침한다. 연구자들은 전유(whole milk, 지방을 전혀 제거하지 않은 우유)를 마시고 고지방 유제품을 먹는 여성이 저지방 제품을 고집하는 여성보다 임신 가능성이 더 높다는 것을 발견하였다. 2007년 인간생식(Human Reproduction)이라는 학술지에 발표된 논문집필을 주도한 하버드 공중보건대학원의 호르헤 차바로 박사(Jorge Chavarro)는 다음과 같이 강조하였다. '임신을 원하는 여성은 식단을 살펴봐야 합니다. 저지방 유제품을 고지방 유제품으로 바꾸는 것을 고려해야 합니다. 예를 들어 탈지유를 전유로 바꾸고 저지방이 아닌 크림을 먹는 것입니다'.[31] 이러한 고지방 식품들은 임신을 하기에 필요한 성 호르몬으로 전환되는 콜레스테롤을 충분하게 제공한다.[32]

비건(Vegan) '다이어트'(완전 채식)는 단식의 한 형태로 보아야 한다. 이 식단은 신체에 적절한 영양을 공급하지 않지만, 많이 정화해준다. 소화계가 식물성 물질을 소화하는 데 바쁘지만(그래서 배고픔을 느끼지 못함), 이 식단은 신체의 해독에 도움이 되는 많은 물질을 공급해준다. 궁극적으로 독성이 있는 사람들은 환자들이며, 그들은 많은 정화가 필요하다.

이런 이유로 암 치료에 활용되는 많은 영양 프로토콜이 완전 채식인 것이다.[23] 그러나 계속 채식을 생활방식으로 고수한다면 신체가 스스로를 돌볼 자원이 고갈되어 암이 발생할 위험이 증가할 수 있다.[33] 신체가 정화를 마치면 영양이 필요하게 되는데, 그때가 바로 동물성 식품을 도입해야 할 때이다. 그렇지 않으면 신체가 굶주리고, 스스로를 분해하기 시작하여 문제가 생기기 시작한다. 헬렌에게 일어난 일이 그에 해당하는 좋은 사례이다.

인도를 방문했을 때, 나는 성지순례를 하는 힌두교 순례자들을 만난 적이 있다. 그들은 순례의 일환으로 41일간의 단식을 하는데 그것을 '매우 힘들다'고 표현하였다. 단식 중에는 동물성 식품을 섭취하지 않고 야채, 과일, 쌀, 렌틸콩과 기타 콩, 견과류, 식물성 기름, 빵 같은 채식만 섭취한다. 이것이 바로 서양의 채식 '식이요법' 이다. 하지만 인도인들은 그것을 식이요법이 아니라 단식으로 여기고, 매우 드물게 종교적 순례의 일환으로 수행한다. 따라서 순수하게 식물성 식품만 먹는 것에 대해 이야기할 때 '식이요법'이라는 단어를 사용해서는 안 되며, 대신 그러한 요법은 완전 채식 단식이라고 불러야 한다. 누구도 영원히 단식할 수는 없다. 다른 형태의 단식과 마찬가지로, 채식 식단은 신체를 정화하는 일시적인 수단으로만 활용할 수 있다. 결코 영구적인 라이프스타일로 선택해서는 안 된다.

동물성 식품을 포함하는 채식주의 식단(Vegetarian diets)은 장기적 전략으로 고려해 볼 수 있다. 신체에 영양을 제공하고 몸을 구성하는 물질을 공급하기 위해 많은 달걀과 전유 유제품과 같은 동물성 식품을 계속 섭취하는 한 건강한 채식주의자가 될 수 있다. 분명히 모든 가공 식품은 제외해야 하며, 식단은 자연스러운 식품으로 구성하여야 한다. 하여야 한다. 그러한 채식주의 문화는 인도에 존재한다. 그곳 사람들은 동물성 식품이 자신들에게 얼마나 귀중한지 잘 알고 있다. 그래서 인도 사람들은 소를 신성한 동물로 여긴다. 소는 우유, 버터, 치즈, 기버터를 제공해준다. 소 외에도 인도 사람들은 염소를 키우고 염소유를 매우 소중히 여긴다. 인도의 많은 채식 주의자들은 닭과 오리도 키우고 신선한 알들을 많이 섭취한다. 많은 인도인들은 고기와 생선을 구할 수 있는 경우에는 기꺼이 그것을 섭취한다.

채식주의에는 여러 가지 형태가 있다. 어떤 사람은 생선을 먹고, 일부는 달걀과 유제품을 먹고, 어떤 사람은 가끔 고기를 먹기도 한다. 그러나 고기를 먹지 않기로 결정하고 가공 식품만 주로 먹는 사람들에게는 건강에 문제가 생기기 시작한다. 그들은 매우 빨리 병에 걸린다. 이 그룹의 사람들은 특히 당뇨병, 비만, 심장병 및 암에 걸리기 쉽다.[34]

문제가 발생하는 또 다른 그룹은 저지방 채식주의를 따르는 사람들이다. 식단에서 지방을 제거하려는 강한 의지는 지방이 g당 가장 높은 칼로리를 제공한다는 사실에 비추어 섭취하는 칼로리를 계산하려는 데서 비롯된다.[35] 자연이 주는 음식에서부터 칼로리까지라는 말은 자연음식을 칼로리로 계산하려는 영양과학이 저지른 잘못에 대한 부끄러운 고발이다! 음식은 단순히 칼로리로 환원될 수 없으며, 그보다 훨씬 더 복잡하고 흥미로운 요소들이 존재한다. 또한 인체는 단순히 칼로리를 소모하는 기계가 아니라, 그보다 훨씬 더 복잡한 시스템이다. 칼로리 측면에서 음식을 바라보는 것은 우리의 식품 과학이 얼마나 길을 잃고 그 능력이 부족한지를 보여주는 또 다른 예일 뿐이다. 인간은 지방 없이 살 수 없다![27,28,32,35] 자연은 수십억 년 동안 우리의 음식을 설계하였고, 지방을 포함한 모든 성분은 우리에게 필수적인 요소로 작용한다. 천연식품에 포함된 모든 성분은 서로 조화를 이루며, 전체적으로 우리의 몸에 영향을 미친다. 천연식품에서 지방을 제거하면 그 식품이 불완전하고 불균형해지며, 인체는 그러한 '음식'으로 건강하게 성장할 수 없다. 저지방 채식주의는 일반적으로 신경계와 면역계의 퇴행성 질환으로 이어진다. 정신 질환, 특히 신경성 식욕 부진증은 이러한 식단의 매우 흔한 결과 중 하나이다.[28,32,36]

요약

우리의 아름다운 지구에는 두 종류의 자연식품이 존재하며, 각각 인간의 생리적 측면에서 고유한 역할을 한다.

동물성 식품(고기, 생선, 달걀, 유제품)은 대부분 신체를 구성하고 영양을 공급해주는 식품이다. 동물성 식품은 신체의 세포 재생을 촉진하여 신체가 정상적인 물리적 구조와 화학적 구성을 유지할 수 있도록 해준다. 다시 말해, 동물성 식품은 구조를 만드는 '벽돌과 접착제'를 제공하여 인체를 만든다. 그 외에도 몸은 신체 기능에 필수적인 호르몬, 효소, 신경전달물질 등 수많은 단백질 기반 화학물질을 매일 생산한다. 사실, 신체는 일종의 화학 공장으로 볼 수 있다. 이 공장에 필요한 원료는 동물성 식품에서 나온다. 성장하고 발달하는 어린이들은 많은 양의 신체 구성 재료가 필요하기 때문에 특히 동물성 식품이 중요하다. 이러한 음식은 임신 중 태아의 몸을 만들고 있기 때문에 임산부가 꼭 섭취해야 할 필수 음식들이다. 아기 몸을 만들기 위해 건축 자재가 필요하며 엄마는 가능한 한 최고의 건축 자재를 제공하기 위해 최선을 다해야 한다. 임신 중에 비건 단식을 하는 것은 태아와 엄마에게 절대적으로 재앙이 될 수 있다. 그리고 부모가 유제품과 달걀을 허용하는 채식주의자라도 태아에게 최적의 영양을 제공하지 못할 수 있다. 진료실에서 자폐증, 1형 당뇨병, 알레르기, 빈혈 및 기타 여러 건강 문제로 고통받는 아이들의 가족이 채식주의자인 경우를 많이 보았다. 모든 경우에서 아이들은 영양실조였고 그 부모들도 마찬가지로 영양실조였다.

식물성 식품 (곡물, 콩, 과일, 채소, 허브, 견과류, 씨앗)은 정화 및 해독에 좋은 음식이지만, 신체에 의미있게 영양을 공급하지는 못한다. 식물성 음식은 독소와 노폐물을 제거하여 신체 내부를 깨끗하게 유지하는 것을 도와준다. 또 포도당 형태로 신체에 에너지를 공급한다. 그리고 신체가 사용할 수 있는 미네랄, 비타민, 식물 영양소 및 보조 인자등의 미량 원소를 제공한다. 식물들은 장의 미생물군에 영양을 공급하고 그것들이 비타민 B, 비타민 K2, 단쇄 지방산 및 기타 유용한 물질등 우리에게 많은 유용한 영양소를 생산할 수 있도록 해준다. 그러나 식물성 식품만 먹는다면 그것만으로는 성공적인 식품 공급원이 될 수 없다.

물론, 동물성 식품과 식물성 식품을 단순히 흑백으로 나눌 수는 없으며, 이들 사이에는 약간 겹치는 특성이 있다. 동물성 식품은 특히 날 것으로 섭취할 경우 상당한 정화 능력을 발휘하는 반면, 식물성 식품은 익혀 먹거나 발효시키거나 싹을 틔웠을 때 어느 정도 영양을 제공할 수 있다.[37,38,39]

따라서 동물성 식품과 식물성 식품을 모두 즐기며 이들이 우리 몸에서 조화롭게 작용하도록 하자! 중요한 것은 최소한으로 가공하여 식품을 자연 상태로 먹는 것이다. 우리가 최고 품질의 천연식품을 찾으려면 음식의 출처를 알아야 한다. 다음 챕터에서는 현대 사회에서 식품이 어떻게 생산되는지와 채식이 지구에 미치는 영향에 대해 살펴보겠다.

당신이 먹는 음식은 어디에서 오는가?

우리는 지구를 이전 세대로부터 물려받은 것이 아니라,
우리 자녀에게서 미리 빌린 것입니다.

데이비드 브라우어

대부분의 현대 서구인들이 섭취하는 음식은 슈퍼마켓에서 구매한 제품들로 구성되어 있다. 슈퍼마켓은 값싼 음식으로 가득 차 있어서 우리에게 풍요로움을 느끼게 한다. 이 모든 음식은 어디에서 오는 걸까? 어떻게 생산되는 걸까? 누구의 비용으로 생산되는 걸까? 어떻게 그렇게 싸게 팔 수 있을까? 좋은 품질일까? 많은 사람들이 이런 질문을 하기 시작하였다. 또한 우리에게 이렇게 많은 음식이 있는데도 왜 전 세계에서 퇴행성 질환이 통계적으로 증가하는지 궁금하다.[1]

식품 사업은 매우 큰 산업으로, 상업적, 정치적 이해관계가 식품 생산 및 유통의 모든 단계에 깊이 관여하고 있다. 그 결과, 사회에는 식품에 대한 상업적이고 잘못된 정보가 범람하고 있다. 또한, 식품에 대한 과학 연구는 주로 식품 회사의 자금 지원을 받기 때문에, 이로 인해 대중에게 영양에 관한 잘못된 정보가 끊임없이 유포되고 있다.[2] 사람들이 식품회사가 주장하는 연구를 믿는 이유는 해당 연구들이 자신을 '과학'이라고 말하고 있기 때문이다. 식품에 대한 진정한 정보를 찾으려면 특별한 노력이 필요하다.

우리가 지구 인구를 먹일 만큼 고기, 우유, 달걀을 충분히 생산할 수 없다는 잘못된 믿음이 미디어에 떠돌고 있다.[3] 이 생각은 끔찍한 공장식 환경에서 동물과 조류를 키우는 산업형 축산업(CAFO: Confined Animal Factory Operations – 공장식 밀폐된 동물 사육 환경)에서 비롯된 말이다.[4]

CAFO 축산이란 사육 공간 안에 동물들이 움직일 수 없을 만큼 밀집되게 몰아넣고, 자신의 배설물 위에서 잠을 자게 하며, 회사에서 판매하는 동물 생리에 적합하지 않은 산업용 사료를 먹으며 길러지는 것을 의미한다. 이러한 사육환경에서 나오는 폐기물은 우리의 수자원을 오염시키는 독성의 원천이다.[3,4,33] 그리고 그런 환경으로부터 나오는 고기, 달걀, 우유는 품질이 매우 낮다. 사육장에 갇혀있는 동물과 조류는 질병에 걸리기 쉬운 환경때문에 비싼 항생제와 기타 약물을 계속 필요로 한다.[4] 그 외에도 축산업은 정부 규정을 준수하기 어렵다.[9] 따라서 규제가 많은 축산업은 대규모 농장 운영자들에게 인기가 없고, 반면에 식물을 재배하는 것은 관행 농업을 하는 농부들에게 서방 정부들이 지급하는 보조금과 현대식 기계, 그리고 화학물질 덕분에 훨씬 쉽다.[5] 실제로 산업형 농업의 관점에서 볼 때 곡물 재배는 고기, 우유, 달걀을 생산하는 것보다 훨씬 쉽다.

그러나 진정한 유기농, 자연 식품 생산에 관해서라면 사실 정반대이다. 육류, 우유, 달걀을 생산하는 것은 식물성 식품을 생산하는 것보다 쉽다. 당신이 해야 할 모든 일은 단지 가축과 가금류가 살 수 있는 자연스럽고 생태적으로 깨끗한 서식지를 제공하는 것이다. 그 결과 그들은 건강하고 추가로 먹이가 많이 필요하지도 않고 별도의 관리도 필요없이 잘 자란다.[6] 소, 양, 염소와 다른 초식 동물에게 필요한 것은 풍부한 풀과 허브가 자라는 화학물질이 없는 자연 목초지이다. 초식 동물들은 이 식물성 물질을 먹고 우리 인간을 위해 고기와 우유로 전환할 것이다. 그리고 풀은 무료로 자란다! 당신이 해야 할 일은 풀이 자랄 수 있도록 가축들을 새로운 목초지로 계속 옮기는 것뿐이다.[7] 가금류도 마찬가지이다. 돌아다닐 유기 목초지가 필요하고 그것들은 지렁이, 애벌레, 풀, 허브 등 스스로 많은 먹이를 찾아 먹을 것이다.[8] 가축과 가금류는 돌아다니면서 땅을 비옥하게 하여 부식질이 풍부한 새로운 표토층을 형성하고, 목초지의 풀과 허브의 다양성을 증가시키며 해마다 토질을 향상시킨다.[6,8]

자연적으로 생산하기 어려운 것은 식물성 물질, 즉 야채, 곡물 및 기타 식용 식물이다. 그 이유는 식물을 자연적으로 재배하는 데는 많은 노력이 필요하고 수확량은 날씨, 해로운 조류, 질병, 동물 및 곤충이 주는 피해의 영향을 쉽게 받기 때문이다.[9] 자연에는 단일 작물, 즉 한 종의 식물만 자라지 않는다. 모든 자연의 초원에는 다양한 종류의 풀과 허브가 함께 자생하며 서로를 돕고 질병과 해충으로부터 서로를 방어하는 역할을 한다.[9] 우리 인간은 한 경작지에는 밀만 재배하고, 다른 경작지엔 상추만 재배하고 싶어 한다. 이런 생각은 자연의 법칙에 어긋나기 때문에 단일 작물 재배는 질병과 해충에 취약하다. 그래서 단일 재배 작물이 지속적으로 성장할 수 있도록 많은 화학물질을 사용한다. 유기농 재배를 하는 농부나 정원에서 채소를 유기농으로 직접 기르는 사람에게 물어보면 식물을 자연스럽게 재배하는 것이 얼마나 어렵고 노동 집약적인지 말해 줄 것이다.

유기농으로 재배된 식물을 잘 보관하는 것은 어렵기 때문에 유기 농산물은 현지에서 생산되고 제철에 맞게 수확해야 한다. 몇 가지 예외를 제외하면, 진정한 유기농 채소와 과일은 전 세계를 이동하여 도착한 슈퍼마켓 선반에서 '신선해' 보이기란 쉽지 않다. 진정한 유기농 농산물은 또한 일반 소비자에게 '좋아 보이지' 않는다. 과일과 채소의 크기가 제각각이며 얼룩과 반점이 있을 수 있다. 일반 슈퍼마켓은 이런 종류의 농산물을 판매하려 하지 않는데, 고객들은 완벽한 상태의 야채와 과일을 원하기 때문이다. 유기 농산물에 대한 수요가 증가함에 따라 산업형 농업회사들은 커가는 수요와 그에 따른 이익의 일부를 원했다.[10] 그 결과, 그들은 유기농 기준을 낮추었고,[11,12] 오늘날 수퍼마켓에서 '유기농'이라고 표시된 농산물 중 상당수는 이러한 회사에서 판매했을 가능성이 높다. 게다가 불행히도 유기농 부문에서는 비유기농 과일과 채소를 유기농으로 판매하는 많은 부정행위가 발생하기도 한다. 진짜 유기농 과일과 채소를 얻으려면 우리가 직접 재배하거나 지역 유기농 재배자들이 직접, 또는 소규모 유통을 통해 판매하는 것을 구매해야 한다.

지난 수십 년 동안 채식주의는 주류 매체에서 '채식은 성장하는 인구 모두를 먹일 수 있을 것', '채식주의는 동물에게 친절한 것', '채식이 지구를 구할 것', '채식은 건강한 생활방식'이라는 주장과 함께 적극적으로 홍보되었다.[13] 사실, 채식인구의 요구를 맞춰주는 유일한 방법은 화학물질로 재배하는 대규모 농업일 뿐이다![14] 경작기계와 독성 화학물질을 사용해야만 필요한 식물들을 수확할 수 있다. 채식주의에 대한 위와 같은 선전은 농화학 산업에서 시작되었을 가능성이 높은데, 많은 사람들이 채식주의자가 되면 이 산업의 이익이 극적으로 증가할 수 있기 때문이다. 산업형 농업에서 생산되는 식물성 물질은 살충제, 제초제 및 기타 독성 높은 화학물질로 가득 차 있다.[15] 이런 식물을 아무리 많이 먹어도 우리 건강에는 아무런 도움이 되지 않는다!

산업형 경작 농업은 토양을 파괴하는 재배 방식과 화학물질을 사용한다.[16,17] 오늘날 서구의 농지는 심각하게 손상되어 대다수의 토양이 화학물질 없이는 식물이 성장할 수 없는 상태이다.[17] 노인이 된 많은 농부들이 당신에게 그들이 어릴 때와 청소년 시절에는 밭의 흙에 벌레가 있었고 농작물이 화학물질 없이도 자랐다고 말해줄 것이다. 지금은 흙에 벌레뿐만 아니라 다른 생명의 흔적도 없으며 화학물질 없이는 아무것도 자라지 않는다.[16]

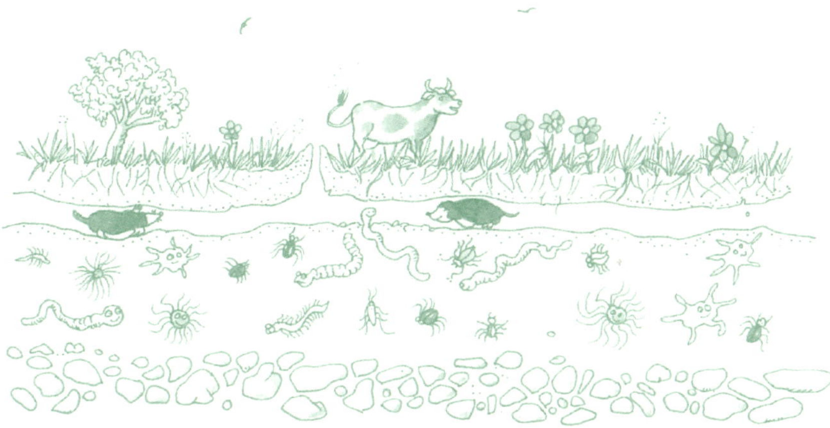

건강한 토양은 작은 바이러스, 박테리아, 곰팡이, 원생동물 및 기타 미생물부터 지렁이, 곤충, 쥐, 두더지까지 다양한 생물의 공동체이다. 이 생물들은 방목 동물 및 식물과 협력하여 부식질이 풍부한 비옥한 표토를 만든다. 이는 균형 잡힌 생태계이며 지구상의 모든 생명체는 이를 기반으로 한다.

지구의 표토는 모든 생명의 근원이다! 그것은 자연의 가장 귀중한 부분이며 매년 우리가 먹을 식물을 바쁘게 재배하는 산업형 경작 농업 활동으로 인해 엄청난 양으로 사라지고 있다.[16,17,18] 채식주의 라이프스타일을 선택하는 것은 '지구를 구하는' 것이 아니다. 오히려 그 반대로 지구 파괴를 위한 활동가가 되는 것이다!

많은 사람들은 건강한 표토층이 지구상에서 가장 농축된 탄소를 담고 있는 원천 중 하나라는 사실을 모른다.[17] 그리고 토양이 파괴됨에 따라 탄소가 대기 중으로 방출된다. 결국 산업형 경작 농업은 지구 온난화의 원인으로 작용하고 있다. 아마도 가장 큰 원인일 것이다![17,18] 환경 과학자들은 서부 경작지의 일부만 유기 목초지로 전환해도 토양에 탄소를 가둘 수 있어 대기 중의 탄소를 대량으로 줄이고, 심지어 지구 온난화의 위협을 줄이거나 없앨 수 있다는 결과를 이미 계산한 바 있다.[19] 가축은 지구의 표토

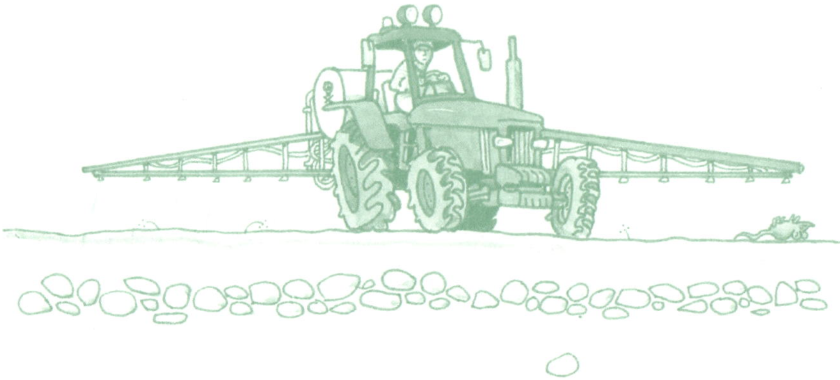

산업형 농업은 표토를 파괴한다. 토양은 얇아지고 살아있는 공동체가 사라지고 생명을 유지하거나 물을 잡아 둘 수 없는 먼지로 변한다.

층 건강을 유지하는 데 꼭 필요하다. 가축이 초지에서 방목되어 자라면서 탄소가 풍부한 표토층을 형성하기 때문이다.[17,18,19] 지구에서 방목하는 가축의 수를 늘리면 대기 중의 과도한 탄소를 제거할 수 있다. 하지만 산업형 경작 농업에서 이익을 얻는 회사들은 이 정보를 억제하기 위해 매우 열심히 노력하고 있으며, 이런 일이 일어나지 않도록 막고 있다. 대신, 그들은 가축들이 '메탄을 트림으로 토해내고' 지구 온난화를 증가시킨다는 거짓 선전을 퍼뜨리고 있다. 이러한 비상식은 과학적 평가를 받기는커녕 상식에도 어긋난다.[20]

지구상의 모든 인간 활동 중에서 산업형 농업은 우리 환경에 가장 큰 피해를 입히고 있다.[16,17,18,19] 사하라, 고비, 네바다, 호주 사막을 포함해 지구상의 모든 사막이 인간 활동으로 인해 만들어졌다는 것은 확립된 사실이다.[16,18] 대규모 경작 농업은 토양을 파괴하여 먼지로 만들며 미국의 대평원은 그 좋은 예이다.[17,18,21] 유럽인들이 처음으로 미국 대륙의 광대한 지역에 도착했을 때 그들은 지평선까지 뻗어 있는 거대한 들소 무리를 보았다.[20] 그 후 수십 년 동안 사람들은 들소를 죽이고 대평원을 경작지로 바꾸었다. 들소가 수세기 동안 지역의 두꺼운 표토층을 형성해 온 덕분으로 몇 년 동안은 작물 수확량이 많았다. 하지만 토양이 파괴되면서 수확량이 줄어들어 결국은 수확할 수 없게 되었다. 죽은 토양은 먼지로 변해 태평양으로 날아갔고, 한때 비옥했던 미국의 대평원은 먼지 폭풍, 즉 반사막 지역(불모지)으로 바뀌었다.[17,18,20]

건강한 토양은 많은 양의 물을 담고 있다.[22,23] 그러나 파괴되거나 손상된 토양은 물을 담을 능력이 없다. 이 손상된 토양에 비가 내리면 흘러내려 인근 마을과 도시에 홍수를 일으킨다.[17,18,23] 유럽과 다른 산업화된 나라에서는 매년 겨울 수천 명의 사람들이 홍수로 고통받고 있으며, 이는 매해 더욱 심해지고 있다. 우리의 이러한 고통은 산업형 경작 농업 덕분이다. 농업용 화학물질은 토양을 파괴하면서 또 지하수로 스며들어 물을 오염시킨다.[24] 서구의 일반적인 수도 공급원의 수질을 분석하면 이러한 화학물질이 항상 존재한다는 것을 알 수 있다. 수도 회사는 이러한 화학물질이 불가피하다는 것을 알고 있기 때문에 대신 '허용 가능한' 화학물질의 수준을 설정해 놓았다.[25] 수많은 연구 결과에 따르면 경작지 주변의 강과 하천에 서식하는 동물, 곤충및 기타 생명체가 화학물질로 인해 멸종되거나 피해를 입고 있다. 또한 매년 수많은 작은 동물이 농기계에 의해 죽고 있고, 서식지가 파괴되어 사라지는 동물들도 있다.[17,26] 따라서 채식주의 생활 방식은 '동물에게 친절'하거나 '지구에게 친절'한 것이 전혀 아니다. 채식은 산업형 경작 농업에 의존해야 하기 때문이다.

지구는 우리가 산업적 규모로 재배하는 모든 식물 때문에 매우 큰 대가를 치르고 있다. 그로부터 누가 이익을 얻는가? 그 이익은 농업용 화학물질과 경작기계를 생산하는 회사가 가장 많이 얻는다. 미국의 유기농 농부 조직을 대상으로 한 강연 중, 나는 미국에서 가장 큰 농약 회사 중 하나가 정부에 영향을 미친다고 언급한 적이 있다. 내가 그 말을 하자마자 청중 몇몇이 "그들이 바로 우리(를 통제하는) 정부다!"라고 소리쳤다. 사실, 이 매우 부유한 회사들은 서방 국가 정부에 스며들어 식량과 농업에 대한 정책을 자기 회사들이 원하는 방향으로 유도하고 있다.[27] 이 회사들의 욕심은 끝이 없는데, 올해 얼마나 많은 이익을 냈든 내년에는 더 많은 이익을 위해 더 많이 생산해야 한다. 그들은 어떻게 그렇게 할 수 있을까? 농부들에게 더 많은 화학물질과 경작기계를 판매함으로써 가능하다. 그리고 더 많은 경작지를 조성하고 식물성 식품에 대한 더 많은 욕구를 끌어내면 된다.

그렇게 하기 위해 그들은 '우리는 지구인구를 먹여야 한다!'라는 슬로건하에 채식주의에 대한 선전을 만들어냈고, 우리의 정부 관리들은 그 선전을 국민들에게 앵무새처럼 되뇌고 있다. 하지만 매년 우리의 산업형 농업은 곡물을 과잉 생산한다 ![17,28,29] 이 사실은 신중하게 감추어지고, 미디어는 우리가 충분히 생산하지 못한다는 생각을 사람들에게 심어준다. 그래서 정부는 더 많은 땅을 경작하고, 더 많은 목초지와 숲을 경작지로 전환해서 곡물을 재배하라고 지시한다.[17,30] 이 모든 것은 농화학관련 회사의 이익을 늘리기 위해서 이루어진다.

가축과 가금류는 어떨까? 목초지가 더 많은 곡물을 재배할 경작지로 전환되면서, 닭을 포함한 가금류들은 감옥, 즉 사육공장에 갇혀서 과잉 생산된 곡물을 먹게 된다.[31] 곡물은 소와 다른 초식 동물에게 적합한 음식이 아니므로, 곡물은 그들을 병들게 한다.[30,32] 자연은 그들이 목초지에서 풀을 먹도록 설계하였다. 산업형 농업은 가축동물과 가금류의 건강과 복지가 아닌 회사의 이익에 초점을 맞춘다. 그래서 사육되는 가축과 가금류는 자신들의 생리에 적합하지 않은 먹이를 먹으며 비참하고 짧은 삶을 간혀서 보낸다. 그런 다음 도축되어 슈퍼마켓에서 고기로 판매된다.[31,33] 풀을 먹은 고기에 대한 수요가 증가함에 따라, 우리의 산업형 농업은 소비자를 속일 방법을 찾았고, 정부는 기꺼이 그것을 승인하였다. 동물들은 갇힌 채 화학물질을 뿌린 밭에서 수확한 풀을 먹는다.[30] 이런 풀은 일반적으로 한 종류 또는 두 종의 잡종 풀로 구성되어 있으며 화학 비료 없이는 생존할 수 없기 때문에 목초지에서는 자연스럽게 자라지 않는다.[30,32] 사업자들은 이 고기들을 '풀 먹인(grass−fed)' 가축이라고 부른다. 그리고 그 고기를 슈퍼마켓에서 '목초육(grass−fed meat)'이라는 이름으로 고가에 판매한다.

이런 종류의 고기는 자연 목초지에서 건강하고 행복하게 살면서 자연이 먹도록 설계한 먹이를 먹는 가축과 가금류의 고기와 비교할 수 없다.[30,32] 자신이 먹을 가축과 가금류를 자연스럽게 키우기 시작한 사람들은 다시는 슈퍼마켓에서 구입한 고기, 우유 또는 달걀을 먹고 싶지 않다고 말할 것이다. 자연이 우리에게 주려고 의도했던 그대로의 적절한 품질의 고기, 달걀, 우유를 맛본 후에는 그들은 다시는 산업형으로 생산된 열악한 품질의 식품을 먹고 싶어하지 않을 것이다! 달걀이 좋은 예이다. 상업적 달걀 생산자는 노른자가 노랗게 되도록 합성 염료가 포함된 닭 사료를 먹여서 닭을 기른다.[34] 이 합성 염료가 없으면 노른자 색이 엷어서 마켓에서 잘 팔리지 않는다. 유기 목초지에서 자유롭게 방목되는 닭의 달걀은 닭이 지천으로 먹는 풀과 허브에 들어있는 카로티노이드(carotenoid)[1]와 기타 천연 물질에서 노란 색상을 얻는다.[32] 방목 닭은 풀 외에도 닭에게 매우 좋은 단백질과 천연 지방의 공급원인 지렁이, 애벌레, 곤충의 형태로 많은 고기를 먹는다. 달걀은 거의 순수한 단백질과 지방으로 되어있어서 닭은 먹이에서

1 카로티노이드는 빨간색, 노란색, 주황색 계통의 과일과 채소에 많이 함유되어 있는 식물 색소로 카로티노이드를 합성할 수 없는 동물은 식품으로 이를 섭취하여 비타민 A 전구체로 활용한다. 우리가 친숙하게 알고 있는 것은 베타 카로티노이드 형태이다

이러한 영양소를 상당량 섭취해야 한다. 닭과 다른 가축들을 위한 상업용 사료는 콩으로 단백질을 제공한다고 주장한다. 그러나 콩은 인간을 포함한 대부분의 동물에서 소화가 불가능하다.[35] 오직 미생물만이 콩을 소화할 수 있다. 이는 콩을 발효시켜 음식을 만드는 일본과 중국의 전통문화로부터 알 수 있는 사실이다. 발효는 미생물을 활용하여 음식을 분해하여 우리를 위해 미리 소화해주는 것이다. 상업용 사료만 먹은 닭은 목초지에서 방사하며 키운 닭에 비해 품질이 떨어지는 달걀을 생산한다.

완전 채식인 비건이 되기로 선택한 많은 사람들은 산업형 농업이 가축과 가금류를 어떻게 대하는지 알게 된 후 이런 선택을 한다. 시스템의 잔인함 때문에 동물성 식품을 먹지 않는다. 하지만 비건이 되는 것이 이 시스템에 맞서 싸우는 올바른 방법일까? 여러분이 하는 채식주의는 바로 산업형 농업이 여러분에게 원하는 것, 즉 식물을 더 많이 먹는 것이다! 더 이상 동물성 식품을 먹지 않는 것은 그들의 손에 놀아나는 동시에 자신의 건강에도 해롭다.[46] 올바른 일은 고기, 달걀, 유제품을 먹는 것을 멈추는 것이 아니라 유기농 자연 농법으로 가축과 닭을 기르는 농부에게서 구매하는 것이다! 이 농부들은 가축을 사랑으로 보살핀다. 가축에게 자연스런 서식지를 제공하고 가축들의 생리에 자연스러운 먹이를 준다.[32] 우리가 그들에게서 얻는 음식은 건강하고 영양가가 있다. 이들은 우리 모두가 지원해야 할 농부와 동물 복지 시스템이다! 안타깝게도 서구 세계의 정부는 자연 유기농 농부를 지원하지 않고 대신 산업형 농업을 지원한다. 오늘날 자연 농장을 운영하면서 살아남는 것은 매우 어렵다. 잘 되는 농장이 있다면 그것은 그들을 지원하는 소비자 덕분이다.

우유는 어떨까? 예전에는 우유를 자연이 제공하는 완벽한 음식으로 여겼다. 수천 년 동안 한 가족이 소 한 마리를 키우는 것은 축복이었고,

그 가족의 건강을 위한 기초가 되었다.[36] 하지만 불행히도, 우리의 산업형 농업은 정상적인 젖소가 생산할 수 있는 우유의 양에 만족하지 않았다. 그들은 더 많은 우유를 원했고, 이익을 늘리기 위해 서구의 과학자들은 실험실에서 새로운 품종의 소를 만들어냈다. 오늘날 우리는 하루에 3배 더 많은 우유를 생산할 수 있는 흰색과 검은색 얼룩 점박이 큰 소를 가지게 되었다.[37] 이 동물들은 정상적이지 않다. 자연스럽게 풀만 먹고 살 수 없고, 곡물과 콩, 기타 많은 첨가물을 먹어야 한다. [30] 이 소들은 건강하지 않다. 약 75%가 언제든지 유선염에 걸리기 때문에 항생제를 정기적으로 사료에 섞어 섭취한다(이 항생제는 우유에 잔류한다). 이 젖소들은 관절염, 불임, 암으로 고통받으며, 대부분의 젖소들이 어린 나이에 죽는다.[37] 건강하지 않은 가축은 건강에 해로운 우유를 생산한다. 오늘날 서구의 우유와 유제품은 이 소에서 나온다. 그러므로 이 우유가 심장병, 정신 질환, 자가면역 질환, 암에 이르기까지 거의 모든 퇴행성 질환의 원인이라는 방대한 양의 의학적 데이터가 축적되어 있는 것은 당연하다.[38]

다행히도 서구에서는 유기 목초지에서 자연적으로 교배한 소들로부터 생산된 진짜 우유(real milk)를 원하는 소비자 운동이 있다.[39] 오늘날 많은 농부들이 이 우수한 품질의 우유를 생산하고 있으며, 살균하지 않은 비살균유인 로밀크(raw milk)[2]로 판매한다. 상업계의 영향 아래 있는 서방 정부는 이런 종류의 우유 판매를 위한 다양한 법률과 규정을 만들었다. 어떤 지역에서는 아예 금지되어 있고, 다른 지역에서는 농장이나, 농장이 소유한 가게, 또는 농장의 입구에서만 판매할 수 있게 해놓았다. [40,41] 그러나 좋은 소식은 소비자들이 진짜 천연 우유를 원한다면 오늘날 서구의 대

2 젖소에서 위생관행을 따라 착유한 그대로의 우유이며 균질화, 살균과정을 거치지 않은 원유이다. 한국에서는 로밀크로는 유통되지 않는다.

부분 지역에서 그것을 구할 수 있다는 것이다! 산업형 우유 산업은 살균하지 않은 비살균우유가 인간에게 감염을 옮길 수 있다고 주장하면서 비살균유가 '위험하다'고 선언하기 위해 매우 노력해왔다. 그러나 연구에 따르면 로밀크는 마시기에 매우 안전하다. 사실, 로밀크는 저온 살균 우유보다 감염으로부터 더 잘 보호된다.[42,43,44] 우유는 동물의 혈액에서 일부 세포가 제외된 흰색 혈액과 거의 같다. 살아 있는 활성 면역 세포, 백혈구, 효소, 호르몬, 유익균 및 기타 요소로 가득 차 있어 감염으로부터 우유를 보호한다.[45] 우유를 살균하면 그 좋은 것들을 죽이는 것이다. 살균하면 어떤 미생물로부터도 스스로를 보호할 수 없는 죽은 물질(우유)이 된다. 물론 우유를 포함한 모든 식품이 오염될 수는 있다. 그러나 현대 유기농 축산은 매우 엄격한 위생 관행을 따르므로 수백년 전 사람들이 우유에서 얻던 감염(예를 들어 결핵)의 위험이 없다.[44] 감염된 우유는 감염된 소에서 나온다. 서구의 모든 가축은 정기적으로 감염 검사를 받고 수의학적 건강기준이 매우 높다. 따라서 오늘날 유기농 방목 소의 로밀크를 먹는 것은 그 어느 때보다도 매우 안전하다.

결론적으로

친애하는 독자 여러분! 여러분은 무엇을 선택하겠는가? 산업형 화학 농업? 아니면 유기 자연 농업? 농업 화학물질과 항생제로 가득 찬 품질이 낮은 식품? 아니면 진짜 식품? 만약 여러분이 채식주의를 선택했다면 다시 한 번 생각해 보기를 바란다! 채식주의는 산업형 경작 농업에 기반을 두고 있기 때문에 여러분의 선택은 우리 지구에 재앙을 의미할 수 있다. 산업형 경작 농업만이 여러분이 먹고 싶은 모든 식물을 생산할 수 있을 것이다. 만약 여러분이 자신이 먹을 식물을 기르고 수확하기 위해 정원에서 열심히 일하는 사람이라면, 그것은 존중받을 만한 일이다. 그러나 유기농 야채를 재배해본 사람들은 일년에 채식주의자 한 사람이 먹을 양조차 생산하기 어렵다고 말해줄 것이다. 유기농 정원을 가진 채식주의자들조차도 슈퍼마켓에서 음식을 사는 이유가 바로 이 때문이다. 산업형 농업은 빠르게 우리 지구에 큰 피해를 주고 있다. 산업형 농업은 토양을 망가뜨리고 대기 중으로 탄소를 방출하며 지구 온난화를 일으킨다. 또한 땅과 물을 오염시키고 우리에게 질병을 일으키는 '음식'을 생산한다. 그 음식은 고통받는 가축과 가금류, 그리고 영양이 부족한 토양에서 자라도록 강요받는 화학물질로 만들어진 식물에 기반한 음식이다. 그것들은 우리의 아름다운 지구를 파괴하는 음식이며 궁극적으로 우리를 해치는 음식이다!

왜 자연적인 식량 생산 방식을 선택하지 않는가? 오늘날 우리 농촌에도 황무지가 된 경작지 대신 많은 목초지와 건강하고 행복한 가축들이 있는 땅을 상상해 보자. 몇 년 동안 순환 방목을 하면 동물들이 땅의 비옥함을 회복시켜주므로, 우리는 이 땅에서 건강한 작물을 유기농으로 재배할 수 있다. 숲은 돼지에게 완벽한 환경이다. 이러한 숲에서 자라는 돼지를 상상해보자. 돼지는 도토리와 식물 뿌리, 지렁이와 애벌레, 풀과 잎사귀(자연 식품)를 먹고 숲의 성장과 건강을 도울 수 있다. 유기농 과수원에서 자란 닭 무리를 상상해 보자. 닭은 땅을 파고 지렁이와 애벌레를 먹으며 나무를 보호하고 땅을 비옥하게 한다. 이 과수원은 화학물질 없이도 훌륭한 유기농 과일을 생산할 것이다. 습지대와 연못, 호수 근처의 목초지에서 자란 거위와 오리를 상상해 보자. 거위와 오리는 토양이 풍부한 부식질을 형성하도록 도와주고, 이러한 토양은 많은 양의 물을 저장한다. 이는 인근 마을과 도시를 홍수로부터 보호하고 가금류들이 살기에 행복하고 건강한 서식지를 만든다. 우리의 음식은 지구를 손상시키지 않고 자연과 조화를 이루며 생산될 수 있을 뿐만 아니라 지구를 더욱 아름답고 풍부하게 만들 수 있다!

불행히도 이런 종류의 변화는 결코 위에서 오지 않는다. 우리는 상업과 정치 기계에 의해 통치당하고 있기 때문이다. 이런 변화는 아래의 풀뿌리에서만 시작될 수 있다. 무엇을 먹고 싶은지, 어떻게 음식을 생산하고 싶은지에 대해 의식적으로 선택하는 개인들이 곧 풀뿌리이다. 농장이 더 다양해지고 유기농과 자연 생산으로 전환할수록 우리의 식량 공급은 더 좋아질 것이다. 가축과 가금류가 땅의 비옥함을 회복하여 화학물질 없이도 건강한 작물을 재배할 수 있는 기회를 주는 유기재배를 하는 농장이 있다. 그렇게 다양화된 농장만이 우리 모두가 원하는 진정한 품질의 음식을 제공해 줄 수 있다. 이러한 농장을 찾아 지원하자! 그런 농장에서만 농산물을 구매하자! 농부에게서 직접 구매하면 식품이 저렴하고 신선하며 품질이 우수할 것이다. 그 결과 여러분과 여러분이 사랑하는 사람들의 건강과 활력이 더 좋아질 것이다.

좋은 음식이 없이는 건강할 수 없다!

건강한 토양이 없다면 건강한 식품도 없다!

행복하고 건강한 가축과 가금류가 없다면 건강한 토양은 있을 수 없다!

음식, 훌륭한 음식!

음식이 약이 되고, 약이 음식이 되게 하라!
히포크라테스, 기원전 46-370년

잘못된 채식주의와 완전 채식주의인 비건은 현대 사회에서 신체적, 정신적 질병의 중요한 원인이 되고 있다.[1,2] 대중적인 선전으로 인해 대부분의 사람들은 채식주의가 건강하다고 믿고 있다. 많은 젊은이들이 이러한 홍보의 희생자가 되고 있다. 건강한 채식주의자가 될 수는 있지만 자신이 무엇을 하는지 알아야 한다. 신체에 적절한 영양을 공급하는 방법을 모르면 여러 가지 영양 결핍이 생기고 문제가 생기기 쉽다. 일반적으로 이러한 젊은이들은 아무런 조사도 하지 않고 파스타, 설탕, 빵, 케이크 및 기타 가공 탄수화물로 생활하기 시작한다. 이러한 형태의 채식주의의 전형적인 결과는 체중 증가이다. 가공 탄수화물을 먹으면 몸이 탄수화물을 지방으로 저장하게 하기 때문이다. 따라서 많은 젊은 채식주의자의 다음 단계는 저지방 채식주의 또는 심지어 완전 채식인 비건주의로 가는 것이다. 이런 사람들은 면역 체계가 붕괴되는 데 오래 걸리지 않고 감염을 하나씩 겪기 시작하며, 그 후 항생제를 여러 차례 복용하게 된다. 항생제는 사람의 장내 미생물군을 파괴하여 많은 심각한 결과를 초래할 수 있다. 그 사람은 장과 정신심리 증후군*(Gut And Psychology Syndrome: GAPS)*과 장과 인체생리 증후군*(Gut And Physiology Syndrome: GAPS)*을 앓는다. 따라서, 신경성 식욕 부진증, 우울증, 양극성 장애, 강박 장애 및 기타 정신 질환이 일반적으로 뒤따른다. 신체적으로 소화 장애, 알레르기 및 음식 불내증, 편두통, 관절염, 만성 방광염, 호르몬 문제 및 자가면역 질환을 겪을 수 있다. 전체적인 상황을 이해하기 위해 한나라는 소녀의 병력을 살펴보자(이름은 가명임). 나는 이 이야기를 내 책 〈장과 정신심리증후군: 발달장애 자연치료 식이요법 갭스〉에서 소개하였다. 그녀의 이야기는 매우 전형적인 사례이다.

한나는 13세까지 건강한 아이였다. 학교에서 성적도 좋았고, 스포츠에 참여했으며 친구도 많았고, 거의 아프지 않았다. 그녀는 평생 항생제를 먹어본 적이 없었고, 아기 때는 1년 동안 모유를 먹었다. 13세에 한나는 채식주의자가 되기로 결심하였고, 부모님은 반대하지 않았다. 그때부터 그녀의 식단은 아침 시리얼, 파스타, 쌀, 그리고 많은 양의 빵과 감자로 구성되었다. 하지만 그녀는 달걀과 저지방이 아닌 전지방 유제품을 먹었고 음식에 얼마나 많은 지방이 들어 있는지 신경 쓰지 않았기 때문에 괜찮았다. 16세 무렵 그녀는 댄스 학원에 다녔는데, 그곳에서 체중 감량의 압박을 받았다. 체중을 줄이기 위해 그녀는 완전 채식인 비건이 되기로 결심했고 지방이 들어간 모든 것을 먹지 않았다. 몇 주 만에 그녀는 분비샘(감염성 단핵구증[1]으로 인한) 문제로 열이 났고 항생제를 장기간 복용하며 치료받았다. 분비샘 문제는 1년 동안 지속되었고, 한나는 여전히 이 감염에서 완전히 회복되지 않았다고 느꼈다.

1 감염성 단핵구증은 주로 엡스타인-바 바이러스(EBV)에 의해 발생하며 발열, 편도선염, 림프절 비대등의 일련의 증상을 일컫는 진단명이다.

17세부터 그녀는 거의 끊임없이 인후염과 호흡기 감염을 겪었고 항생제로 치료하곤 하였다. 18세에 대학에 진학했고 모델이 되기로 결심했기 때문에 다시 체중을 줄여야 했다. 그렇게 하기 위해 설사제와 체중감량 약을 복용하기 시작하였다. 이것은 2년 동안 계속되었고, 한나는 고통스럽게 마르고, 신체적으로 매우 약해졌으며, 끊임없이 감염과 감기로 아팠다.

생리는 멈췄고, 소화기계가 좋지 않았다. 변비와 설사가 번갈아 발생하고, 메스꺼움, 구토, 복부 팽창, 복통, 소화불량이 있었다. 이로 인해 우울증이 생겼고, 결국 신경성 식욕 부진증이라는 진단을 받았다. 이후 심리 치료와 상담을 받았다. 한나의 문제는 부모와의 갈등으로 이어졌고, 부모는 자녀를 도우려고 애썼지만 한나는 부모의 모든 노력을 거부하였다. 그녀는 매우 불균형한 식단(저지방 채식주의)을 계속 유지하였고, 설사제와 다양한 체중감량 약을 복용하였다.

19세가 되자 그녀는 자살 충동을 느꼈고 파라세타몰[2]을 과다 복용하였다. 이로 인해 정신과 시설에 정기적으로 입원하고 정신과 약물을 복용했으며 자살 시도를 반복하였다.

보다시피, 한나는 채식주의자가 되기 전까지 건강한 아이였다. 그녀의 부모는 채식주의가 건강한 라이프스타일이라고 믿었고 13살 딸이 공부나 준비 없이 인생을 바꿀 수 있는 결정을 내릴 수 있도록 허락해주었다. 그 결과, 딸은 자신의 건강과 삶을 파괴하였다!

2 파라세타몰(아세트아미노펜)

불행히도 그녀의 이야기는 요즘 점점 더 흔한 경우가 되고 있다. 한나는 채식주의자가 되기 전에 어떤 정보를 알아야 했을까? 그녀의 부모는 어떤 사실을 알아야 했을까? 이 정보를 한 번 살펴보자. 이 챕터에서 다룰 내용의 많은 부분은 이미 내가 출간한 책들에서 자세히 설명하였다. 그러나 이 정보는 매우 중요하기 때문에 여기서 다시 언급하는 것이 좋겠다.

인간의 건강에 음식보다 더 강력한 효과를 미치는 것은 세상에 없다!

우리는 하루에 적어도 세 번, 때로는 그보다 더 자주 식사를 한다. 당신이 먹는 모든 음식 한 조각은 당신의 신진대사와 건강을 변화시킨다. 서구의 보건체계는 만성 질환, 신체적, 정신적 부담으로 무너지고 있다. 만성 질환을 앓고 있는 사람들의 수는 계속 증가하고 있으며, 많은 질병의 발생 연령이 점점 더 낮아지고 있다. 즉, 사람들은 이전 세대보다 더 어린 나이에 질병에 걸린다. 이러한 질병의 첫 번째이자 가장 중요한 원인은 가공 식품 섭취이다.

이에 대해 더 자세히 이야기해 보자.

가공식품

우리는 현재 고도로 가공된 식품인 패스트푸드 시대에 살고 있다. 자연은 우리 인간의 몸을 만든 동시에 건강하고 활동적이며 에너지가 넘치는

데 필요한 모든 식량을 제공하였다. 그러나 우리가 활동적이고 에너지가 넘치게 살기 위해서는 자연이 만든 형태 그대로 음식을 먹어야 한다. 우리가 천연식품을 가공하기 시작하면서 문제가 생기기 시작하였다. 우리가 음식에 가하는 모든 가공은 그 음식의 화학적, 생물학적 구조를 변화시킨다. 우리 몸은 이렇게 가공된 음식을 먹도록 설계되지 않았다! 음식은 많이 가공될수록 영양소가 더 소실되고 화학적으로 변형된다.[1,2,4,5] 가공 식품은 영양가를 잃어버릴 뿐만 아니라 맛, 풍미, 색상 등 다른 특성을 대부분 잃는다. 업계는 이를 보완하기 위해 풍미 강화제, 색소, 다양한 E 번호[3](유럽의 허용된 식품 첨가물) 및 기타 첨가물 등 다양한 화학물질을 추가한다.[1,2,3,4,5] 이러한 화학물질 중 다수는 염증, 암, 기억력 저하, 과잉 행동 및 학습 장애, 정신 질환 및 기타 건강 문제에 영향을 미치는 것으로 나타났다.[6,7,8,9,10,11]

천연식품은 오래 보관할 수 없으므로 업계에서는 이들을 변형시켜 유통기한을 늘린다. 이를 위해 천연식품은 극한의 열, 압력, 효소, 용매, 그리고 수많은 다른 화학물질에 노출한다. 지방은 수소화되고, 탄수화물은 변형되며, 단백질은 변성된다.[1,2,3] 이 과정에서 천연식품은 여러 화학 혼합물로 변형되고, 이후 세련되게 포장되어 '식품'으로 우리에게 제공된다. 이는 건강을 고려하지 않고 상업적 이익을 위해 제작된 '식품'이다. 제조업체는 라벨에 모든 성분을 표기해야 한다. 하지만 제조사가 이미 가공된 성분을 사용하여 추가로 더 가공한 식품을 만들면, 제조사는 해당 가공 성분이 무엇인지 표시할 의무가 없다.[2,3] 따라서 당신이 설탕이나 글루텐과 같이 특정 성분을 피하려고 할 때, 라벨의 성분 목록만 읽는 것이 항상 도움이 되는 것은 아니다.

3 유럽에서는 식품에 허용된 첨가제에 E 번호를 부여하며 E는 유럽(Europe)을 가리킨다.

슈퍼마켓 선반을 살펴보면 가공 식품의 대부분이 탄수화물이라는 것을 알 수 있다. 아침용 시리얼, 감자칩, 청량 음료, 맥주, 비스킷, 크래커, 빵, 페이스트리, 파스타, 초콜릿, 과자, 잼, 조미료, 설탕, 보존된 과일 및 채소, 전분이 포함된 미리 반죽된 상태의 냉동 조리 식품은 모두 고도로 가공된 탄수화물이다. 가공된 탄수화물을 섭취할 때, 이들은 신체를 지방 저장 상태로 전환시켜 체중 증가와 비만을 초래한다. 전 세계적으로 널리 퍼진 비만은 이러한 가공 탄수화물의 영향으로 발생한다.[12,13] 이들은 신체에 만성적인 전신 염증을 일으켜 심장병, 당뇨병, 암 및 기타 많은 만성 퇴행성 질환을 유발한다.[13]

가공 탄수화물은 우리의 행동에 직접적인 영향을 미치고 중독성이 있다. 매우 빠르게 흡수되어 부자연스럽고 빠르게 혈당을 증가시킨다.[12] 혈당이 빠르게 증가하는 것을 고혈당증이라고 하며, 신체를 쇼크 상태에 빠뜨리고 과도한 포도당을 처리하기 위해 매우 빠르게 인슐린을 분비하게 한다.[12,13] 인슐린이 과도하게 분비되면, 약 한 시간 뒤에는 혈당이 매우 낮아져 저혈당증이라는 상태가 발생한다. 설탕이 많이 들어있는 아침 시리얼을 먹은 후 1시간 후에 다시 배고픔을 느낀 적이 있는가? 그것이 저혈당증이다. 저혈당증이 시작될때 사람들은 배고픔을 달래기 위해 무엇을 먹는가? 비스킷, 초콜릿 바, 커피 또는 그와 비슷한 것을 먹고 고혈당과 저혈당의 순환이 다시 시작된다. 이러한 혈당 롤러코스터는 어린이와 성인 모두에게 매우 유해하다. 어린이와 성인의 기분 변화, 무기력함, 과잉 행동, 집중력 저하 및 학습의 어려움, 공격성 및 기타 행동 이상이 이러한 현상의 직접적인 결과라는 것이 입증되었다.[14,15,16,17] 고혈당 단계에서는 과잉활동적이고 조증적인 경향과 함께 '고양된' 느낌을 유발하는 반면, 저혈당 단계에서는 두통, 저조한 기분, 공격성 및 전반적인 피로를 느낀다.

가공 탄수화물에 대한 또 다른 중요한 점은 장내 미생물군에 해로운 영향을 미친다는 사실이다.[18,19] 가공된 탄수화물은 장내 병원성 세균과 곰팡이의 성장을 촉진하고 증식을 유도한다. 게다가 다양한 연충들과 기생충이 자리 잡고 발달할 수 있는 장내 접착제와 같은 환경을 조성한다.[20,21] 이러한 미생물들중 다수는 혈류로 들어가 말 그대로 신체를 '독살'하는 독성물질을 생성한다.[22,23] 장내 미생물군을 부정적으로 변화시킴으로써, 가공 탄수화물은 또한 사람의 면역 체계를 손상시키는 데 중요한 역할을 하는데, 장내 미생물들이 면역 상태의 주요 조절자이기 때문이다. 그리고 마치 그것만으로 충분하지 않은 듯이, 가공 식품(특히 가공 탄수화물과 설탕)은 대식세포, 자연 살해세포 및 기타 면역세포의 기능을 직접적으로 약화시키고 모든 감염에 대한 전신적 저항력을 약화시킨다.[17,21,22,23,24] 매일 설탕이 들어간 음료, 감자칩, 과자, 아침 시리얼 및 기타 가공 식품을 먹는 사람들은 이러한 음식 선택으로 인해 면역 체계가 약화된다.

가장 흔한 가공 탄수화물 형태 중 일부를 살펴보자.

아침 시리얼

시리얼은 건강에 좋은 식품이라고 하지 않나? 수많은 TV 광고가 그렇게 말한다. 그러나 불행히도 사실은 그 반대이다.[17,25,26]

- 아침 시리얼은 설탕, 소금, 트랜스 지방 및 기타 건강에 해로운 물질이 가득한 고도로 가공된 탄수화물이다. 당신이 먹는 아침 시리얼 한 그릇은 혈당 롤러코스터의 첫 라운드로 당신의 하루를 시작하게 할 것이다. 이로 인해 당신이 경험하는 익숙한 증상들은 이 현상에서 비롯된다.
- 가공 탄수화물의 좋은 공급원인 아침에 먹는 시리얼은 장내 병원

성 박테리아와 곰팡이에게 먹이를 주어 독소를 생산할 수 있게 한다.

- 섬유질은 어떨까? 제조업체는 자사 제품 한 그릇으로 하루에 필요한 모든 섬유질을 얻을 수 있다고 주장하지만, 안타깝게도 시리얼에 포함된 섬유질은 대부분의 사람들에게 적합하지 않은 종류이다. 아침 시리얼의 섬유질은 피트산으로 가득 차 있는데, 피트산은 체내의 조직에서 필수 미네랄과 결합하여 끌고 나오므로 미네랄 결핍을 유발하고, 게다가 골다공증과 다른 문제를 일으킬 수 있다.[27] 또한, 곡물의 섬유질에는 소화계와 신체의 나머지 부분에 손상을 줄 수 있는 물질인 렉틴이 들어 있다.[28,29,30]
- 한 식품 실험실에서 흥미로운 실험을 진행했는데, 일부 브랜드의 아침용 시리얼과 그 포장재인 종이 상자의 영양가를 비교한 결과, 목재 펄프로 만든 포장 상자가 시리얼보다 더 많은 유용한 영양소를 포함하고 있다는 사실이 밝혀졌다.[31] 사실, 아침용 시리얼은 영양가가 매우 낮다. 이를 보완하기 위해 제조업체는 합성 형태의 비타민을 첨가하여 아침식사로 이 시리얼을 한 그릇 먹으면 비타민의 일일 요구량을 모두 충족할 수 있다고 주장한다. 과연 그럴까? 인체는 그렇게 단순하지 않다. 인체는 자연식품에 들어 있는 천연 비타민을 인식하고 사용하도록 설계되어 있다. 따라서 합성 비타민은 흡수율이 매우 낮아 대부분이 소화관을 지나 몸에 아무런 도움이 되지 않고 배출된다.[32] 어느 정도 흡수된 비타민조차도 신체가 이를 음식으로 인식하지 못해 신장으로 이동하여 소변으로 배출되기도 한다.

그러니 광고에서 뭐라고 하든 아침 시리얼에는 우리 중 누구에게도 건강에 이로운 성분이 전혀 없다.

감자튀김, 감자칩 및 기타 전분이 많은 간식

요즘 어린이들의 식단의 핵심인 감자튀김과 감자칩, 팝콘은 고도로 가공된 탄수화물로 인체에 많은 해로운 영향을 끼친다. 하지만 그게 전부는 아니며 매우 높은 온도로 가열된 식물성 기름에 절여져 있는 듯하다. 가열된 모든 식물성 기름에는 트랜스 지방산이라는 물질이 들어 있는데, 이는 화학 구조가 변형된 불포화 지방산이다. 이들은 세포 구조에서 필수적인 오메가-3 및 오메가-6 지방산을 대체하여 세포가 제대로 기능하지 못하게 한다. 트랜스 지방산을 섭취하면 우리의 면역 체계에 직접적으로 해로운 영향을 미친다. 암, 심장병, 습진, 천식 및 많은 신경 및 정신 질환이 식단의 트랜스 지방과 관련이 있다.[33]

최근, 감자튀김과 감자칩 및 또 다른 가공 탄수화물과 관련한 아크릴아마이드 섭취에 대한 강력한 반대 주장이 등장하였다.

아크릴아마이드(acrylamides) 이야기

2002년 봄에 스웨덴 국립식품청과 스톡홀름 대학은 굽거나 튀긴 감자칩, 감자튀김, 빵 등에서 신경독성과 발암성이 높은 물질인 아크릴아마이드를 발견했다고 보고하였다. [34,35] 노르웨이, 영국 및 스위스의 과학자들도 이 발견을 재확인하였으며, 아침 시리얼과 고온에서 튀기거나 구운 전분이 많은 다른 음식에서도 아크릴아마이드를 발견하였다. 최근 인스턴트 커피도 이러한 위험 물질을 포함한 식품 목록에 추가되었다. 세계보건기구, 유엔 식량농업기구, 미국 식품의약국은 아크릴아마이드가 암, 신경 손상, 불임을 유발할 수 있기 때문에 이 물질이 식품에서 어떻게 생성되는지 조사하고 이를 제거하기 위한 계획을 세우고 있다. 아크릴아마이드는 건강에 너무 해로워 식품 포장재에 대해서는 허용 최대 한도가 규제되고 있다.[34,35]

수년 동안 정부 기관은 플라스틱 식품 포장재의 아크릴아마이드 양을 통제하는 데 많은 주의를 기울였지만, 그 포장재 안의 식품에 대해서는 아무도 살펴보지 않았다. 이제 이 플라스틱 포장재 안의 일부 식품에도 허용한도를 훨씬 초과하는 아크릴아마이드가 포함되어 있다는 사실이 밝혀졌다.[35,36] 아크릴아마이드에 대한 이야기는 우리가 감자칩, 감자튀김, 기타 전분이 많은 간식, 빵, 아침 시리얼, 인스턴트 커피를 피해야 하는 또 다른 이유를 제공한다.

밀(Wheat)

우리 대부분은 밀을 통곡물 형태로 구매하여 직접 요리하지 않고, 대신 밀가루로 만들어진 가공 식품을 구입한다. 밀가루는 대부분의 가공 탄수화물의 주요 성분으로, 다양한 종류의 빵, 비스킷, 페이스트리 등을 위해 미리 반죽되어 포장된 형태로 제과점에 공급된다. 이러한 혼합물은 가공 과정에서 영양소의 상당 부분이 손실되며, 방부제, 해충 방지용 살충제, 수분 흡수를 방지하는 화학물질, 색상과 풍미를 개선하는 첨가물, 연화제 등이 포함된 '강화'된 밀가루 형태로 가게에 도착한다. 제과점에서는 이러한 화학물질로 만든 반죽으로 빵, 페이스트리, 케이크, 비스킷 등을 만들고, 이 과정에서 추가적인 가공 재료를 더한다. 밀가루는 신체에서 매우 빠르게 소화되고 흡수되어 포도당으로 변환되며, 이는 우리 몸에 과부하를 일으킬 수 있다. 예를 들어, 일반적인 흰 빵 한 조각에는 약 5티스푼의 설탕이 들어 있는데, 이는 혈류로 빠르게 이동하여 대사증후군을 유발할 위험이 있다. 대사증후군은 비만, 심장병, 당뇨병, 암, 자가면역 질환 등 여러 질병의 발병 기초가 될 수 있다. 밀가루는 대부분 가공 식품에 들어 있으며, 서구 문화권에서는 밀가루가 너무 널리 퍼져서 우리 대부분은 매일 얼마나 많은 밀가루를 섭취하는지 인식하지 못한다. 우리는 아침 식사로 밀로 만든 시리얼과 토스트를 먹고, 점심에는 밀로 만든 샌드위치와 바게트를, 저녁에는 밀로 만든 파스타를 먹으며, 그 사이에 비스킷과 케이크를 섭취한다. 많은 사람의 식단에서 약 70~85%가 밀로 구성되어 있다.[31] 인간의 생리는 특정 물질을 그렇게 많이 섭취하도록 설계되어 있지 않다.

사람들은 과일과 채소를 더 많이 먹어야 한다는 것을 알고 있지만, 문제는 하루 종일 밀로 만든 음식으로 배가 가득 차 있으면 과일과 채소를 먹을 공간이 없다는 것이다. 밀 제품의 거의 100%가 고도로 가공된 식품이기 때문에, 오늘날 우리의 건강을 해치는 가공 식단의 대부분은 밀로 이루어져 있다. 밀가루로 만든 음식이 지구상의 모든 퇴행성 질환의 주요 원인이라는 것은 의심의 여지가 없다.[31,32]

설탕과 설탕으로 만든 모든 것

설탕은 한때 '하얀 독'이라는 별명이 붙었다.[37] 이 표현은 매우 적절하다. 세계적으로 설탕의 소비는 지난 세기 동안 약 1710억 kg 정도의 엄청난 규모로 증가했다.[38] 설탕은 어디에나 있으며, 설탕이 들어있지 않은 가공식품은 찾기란 어렵다. 설탕은 신체에 포도당을 과다 공급하고 대사 증후군과 혈당 롤러코스터를 일으키고 장내 미생물군에 해로운 영향을 미친다. 또한 면역계에 직접 손상을 주는 것으로 밝혀졌다.[24,37]

설탕은 지구상에서 가장 강한 중독성물질로 여겨지며, 서구 인구의 상당수가 설탕에 중독되어 있다. 설탕 중독은 마약, 알코올, 담배, 위험한 행동 등 다른 모든 중독의 원인이 된다.[37,44] 설탕을 먹으면 인체는 이를 처리하기 위해 이용 가능한 미네랄, 비타민 및 효소를 놀라운 속도로 사용해야 하며 결국 이러한 필수 물질이 고갈된다.

이런 일이 어떻게 일어나는지 살펴보자.

체내에서 단 한 분자의 설탕을 대사하기 위해 약 56개의 마그네슘 분자, 수십 개의 비타민 분자, 효소, 미네랄 및 기타 영양소가 필요하다.[24,32,37,39] 실험실에서 자연 상태의 신선한 사탕수수나 사탕무를 분석하면 그 안의 모든 설탕 분자에 실제로 56개의 마그네슘 분자와 다른 모든 영양소가 포함되어 있음을 알 수 있다.[40,41] 따라서 가공하지 않은 천연 사탕수수와 사탕무를 먹으면 이 식물의 설탕이 신체에서 잘 활용되어 건강만 가져다 준다. 하지만 우리는 사탕무나 사탕수수를 자연 그대로 먹지 않는다. 우리는 설탕만 추출하고 나머지는 모두 버린다. 그렇게 정제된 순수한 설탕은 노상강도처럼 우리의 뼈, 근육, 뇌와 기타 조직에서 영양소를 강탈하고 끌어내어 자신이 인체내에서 대사되도록 악당처럼 인체에 들어오는 것이다.[24,32] 설탕 한 분자는 56개의 마그네슘 분자를 필요로 한다! 그 모든 마그네슘은 어디에서 나올까? 뼈, 근육과 기타 장기에서 빠져나온다. 설탕 섭취는 현대 사회에서 널리 퍼진 마그네슘 결핍의 주요 원인으로, 고혈압, 심장마비, 뇌졸중, 신경계, 면역 및 기타 여러 문제로 이어진다.[42,43] 그리고 이것은 우리가 토의해온 마그네슘 한 종류에 대한 사실일 뿐이다. 설탕을 섭취한 결과로 신체에서 고갈될 다른 모든 영양소는 어떻게 되는 것인가? 이런 결핍증은 다른 많은 증상과 건강 문제를 초래한다.[44]

케이크, 과자, 그리고 기타 설탕가공품은 설탕과 밀가루를 주재료로 하고, 많은 화학물질(색소, 방부제, 향료 등)을 첨가하여 만들어진다. 모든 현대 질병을 예방하려면 이것들을 식단에서 제외해야 한다는 것은 말할 것도 없다.

청량 음료(팝, 코디얼[4], 레모네이드 등)는 화학 첨가물은 말할 것도 없고, 현대인의 식단에서 설탕의 주요 공급원이다. 청량음료 한 캔에는 설탕 5~10 티스푼이 들어 있다.[45] 청량음료의 소비는 대사증후군과 비만이라는 유행병의 주요 원인 중 하나이며, 특히 아동들에서 그렇다. 목이 마를 때 우리 몸은 물이 필요하며, 색색의 병에 담긴 설탕이 들어간 화학 혼합물이 필요하지 않다. 가공된 과당과 곰팡이로 가득 차 있는 시판되는 과일 주스도 더 나을 게 없다.[46] 신선하게 짜낸 것이 아니라면, 우리 식단에 넣어서는 안 된다. 음료에 대해 이야기하는 중이므로 맥주도 언급한다. 맥주는 곡물과 설탕으로 만들어지며, 부분적으로만 분해된 전분이 가득하다. 맥주는 알코올과 함께 고도로 가공된 탄수화물이라는 타격을 신체에 두 배로 가한다. 맥주는 신체에 대사 증후군을 유발하는데, 소위 '맥주 배(beer belly)'[5]는 이 대사장애군의 징후 중 하나이다. 맥주의 과한 소비는 비만, 당뇨병 및 심장병 유행의 주요 요인이다. [37,44,45] 따라서 이러한 장애를 피하고 싶다면 맥주를 매우 가끔씩 마셔야 한다.

사람들이 설탕이 건강에 해롭다는 사실을 알게 되자, 식품 업계는 다양한 새로운 화학 감미료를 계속 출시하고, 강력한 마케팅을 통해 이를 사용해 생산한 제품을 판매하고 있다. 이런 감미료가 건강에 미치는 영향을 알아내는 데는 보통 몇 년이 걸린다. 좋은 예가 사카린이다. 사카린은 암을 유발한다는 사실을 발견하기 수십 년 전부터 시중에서 널리 쓰였다.[47] 또 다른 예로는 '다이어트' 음료에 들어있는 설탕 대체제인 아스파탐이다. 아스파탐은 발암성이 있고 신경독성이 있는 것으로 밝혀졌다. 특히 다발성 경화증 유행과 관련이 있는 것으로 나타났다.[48,49,50,51] 또 다른 감미료는 고과당 옥

---

4 과일농축액에 물, 설탕을 첨가한 음료

5 맥주배(beer belly)는 탄수화물을 과도하게 섭취하면 나타나게 되는 복부비만상태로 대사증후군의 징후로 여겨진다.

수수 시럽(HFCS)이다. 감미료가 지구상의 거의 모든 만성 질환을 유발하는 것으로 입증되었음에도 불구하고, 여전히 가공 식품과 청량 음료 식품계에서 광범위하게 사용되고 있다.[52,53] 인공 감미료는 우리의 생리적 과정에 자연스럽지 않기 때문에 모두 피하는 것이 가장 좋다. 대신 자연에서 얻은 건강한 감미료를 사용하는 것이 더 바람직하다. 이와 관련해서는 나중에 그것에 대해 논의할 것이다.

가공된 지방

마가린, 버터 대용품, 스프레드, 식물성 기름, 식용유, 경화유, 쇼트닝 등은 가공 지방으로, 인체 생리에 맞지 않으므로 현대의 모든 퇴행성 질환을 피하고 싶다면 섭취해서는 안 된다.[54,55] 우리는 가공식품인 빵과 페이스트리, 초콜릿, 아이스크림, 비스킷, 케이크, 조리식품, 감자칩, 간식, 팝콘, 소스, 마요네즈, 조미료, 모든 튀긴 음식, 영유아용 조제분유, 시판되는 채식주의 음식 대부분에서 가공 지방을 찾을 수 있다.

모든 가공 지방의 기본은 식물성 기름이다.[56] 식물성 오일은 식물에서 추출되며, 열, 산소 및 빛에 의해 쉽게 손상되는 매우 취약한 다중불포화 지방산이 포함되어 있다.[54] 자연이 이 취약한 지방을 식물의 세포 구조, 즉 기름진 씨앗, 잎, 줄기 및 뿌리에 조심스럽게 숨겨 놓은 이유이다. 우리가 식물을 그냥 자연스러운 형태로 먹으면 이러한 오일을 원래 상태로 얻을 수 있으며 그것은 우리에게 매우 좋다. 대형 공장에서 식물로부터 기름을 추출할 경우, 기존과는 전혀 다른 결과가 발생한다. 이 과정에서는 매우 높은 온도와 압력, 여러 가지 화학물질을 사용하여 식물에 들어있는 불안정한 지방산의 구조가 변화된다. 그 결과, 자연스럽지 않게 화학적으로 변형된 해로운 지방이 대량으로 만들어지게 된다.[54,56] 그런 다음 이러한 화학적으로 훼손된 기름은 병에 담겨 슈퍼마켓에서 식용유와 식물성 기름으로 판매되고 모든 가공 식품에 첨가된다.

이러한 오일이 인간의 식품 사슬에 처음 등장하자마자, 산업형 식물성 오일이 암, 심장병, 당뇨병, 신경 손상, 불임, 면역 이상 및 기타 건강 문제를 일으킨다는 것을 보여주는 우려스러운 과학 연구들이 나오기 시작하였다.[57,58,59,60,61] 이러한 오일은 화학적으로 변형된 지방산으로 가득 차 있는데, 이는 우리 인간의 몸에 있어서는 안 될 것이다! 식물성 기름에 있는 이러한 변화된 지방 중 다수는 아직 연구조차 되지 않았고, 우리는 그것들이 신체를 어떻게 파괴할 수 있는지를 아직 모른다. 그러나 그 중 트랜스 지방이라는 그룹은 많은 주목을 받았다.[62,63,64] 이들은 가공을 통해 화학 구조가 변화된 불포화 지방산이다. 트랜스 지방산은 구조가 천연 지방과 매우 유사하지만, 다소 분자 위치가 '뒤집혀 있다'.[6] 트랜스 지방산은 구조의 유사성 때문에 신체에서 필수 지방이 있어야 할 자리를 차지하지만, 제 역할을 하지 못한다. 어떤 면에서는 세포가 무력해진다.[54] 신체의 모든 장기와 조직이 영향을 받는데 예를 들어, 트랜스 지방은 면역 억제 능력이 뛰어나 면역계의 여러 다른 기능에 해로운 역할을 한다.[62] 당뇨병, 죽상동맥경화증, 암, 신경 및 정신 질환의 유발에 관련이 있다.[62,66] 이러한 물질은 임신과 수정, 호르몬의 정상적인 생산, 인슐린이 포도당에 반응하는 능력, 효소와 기타 활성 물질의 기능을 방해한다.[62]또한 간과 신장에 해로운 영향을 미친다.[62]

모유수유하는 엄마가 소위 '건강한' 버터 대용품을 섭취했을 때, 금방 트랜스 지방이 들어 있는 모유가 나온다.[54,62] 아기의 뇌는 불포화 지방산의

---

6 이중결합되어 있는 탄소에 붙는 수소의 위치가 같은 방향에 위치하면 시스(cis)형태이고 반대 방향으로 위치하면 트랜스(trans)형태이다. 자연식품에 들어있는 형태는 시스 형태이고 인위적으로 만들어진 트랜스 지방은 체내에서 기능적으로 활용될 수 없다.

비율이 매우 높은데, 트랜스 지방은 이를 대체하여 아기의 뇌 발달을 방해한다. 식단에서 트랜스 지방의 안전 한도는 없다. 그런데도 감자칩 한 봉지에는 약 6g의 트랜스 지방이 들어 있고, 쿠키 한 봉지에는 7~12g, 가공 치즈 한 봉지(주로 어린이를 대상으로 광고)에는 8g의 트랜스 지방이 들어 있고, 일반 마가린 한 스푼에는 4~6g, 식물성 기름에 튀긴 감자튀김 한 조각에는 8~9g의 트랜스 지방이 들어있다.[54,64] 가장 기본적인 생화학적 수준에서 신체 기능을 손상시킬 수 있는 트랜스 지방산의 능력을 감안할 때, 퇴행성 질환의 현대적 유행에서 그들의 역할이 크게 과소평가되어 있다는 것은 의심의 여지가 없다. 트랜스 지방과 기타 가공 지방은 면역 문제, 불임, 심장병, 암, 당뇨병, 정신 질환 및 기타 많은 건강 문제를 직접 일으킬 수 있다.[65,66]

그 이외에도 업계는 식물성 오일및 식용유를 단단하게 보이게 하고 유통기한을 연장하기 위해 수소화(Hydrogenation)한다.[63] 수소화는 고온(120~210℃, 248~410F) 및 고압에서 금속 촉매(니켈, 알루미늄 및 때로는 다른 금속이 포함됨)의 존재 하에 기름의 화학 구조에 수소 분자를 추가하는 공정이다. 이러한 독성 금속의 잔여물은 수소화된 오일에 남아 우리 몸에 일반적인 독성 부하를 더하며, 신체는 이를 제거하기 위해 열심히 노력해야 한다.[54] 식물성 오일의 수소화는 건강에 더욱 독성이 강하고 해로운 제품을 만들어낸다.

식물성 오일 및 식용유를 대량으로 섭취하면 신체에 오메가-6 지방산이 과잉축적된다.[55,67] 건강을 위해 우리 몸은 다양한 지방산 사이에 매우 섬세한 균형이 필요하다. 우리가 식물을 자연 그대로 먹을 때, 그 식물에서 섭취하게 된 오일은 자연스런 지방산 구성의 균형이 깨지지 않은 상태이다. 그러나 식물성 식용유가 가득한 가공식품을 먹으면 과도한 양의 오메가-6 지방산을 섭취하게 되는데, 이는 신체에서 염증을 유발하는 환경을 조성하고 질병을 유발한다. [54,55,67]

정제소금(Processed salt)

대규모 산업형으로 생산하는 모든 소금의 극히 일부만이 인간이 소비하는 데 사용된다. 생산된 모든 소금의 90% 이상이 산업용으로 사용되며, 비누, 세제, 플라스틱, 농업용 화학물질, PVC 등등을 만드는데 쓰인다.[82] 이러한 산업용에는 순수한 염화나트륨이 필요하다. 그러나 자연의 소금에는 다른 많은 원소가 포함되어 있다. 사실 모든 천연 결정 소금과 바닷소금에는 인체를 구성하고 있는 각종 미네랄과 미량 원소들이 들어 있다. [84,85] 이러한 자연 상태에서의 소금은 우리에게 좋을 뿐만 아니라 필수이다. 산업계는 순수한 염화나트륨이 필요하기 때문에 천연 소금에서 다른 모든 원소와 미네랄은 제거한 후 사용한다. 이렇게 산업용으로 사용해야 할 소금을 우리는 '정제 소금'이라는 이름으로 식탁에서 소비한다.

우리가 가공하는 모든 식품에는 이런 정제 소금이 많이 들어 있다.[84] 이런 종류의 소금은 우리의 가장 기본적인 대사 수준에서 체내 항상성을 깨뜨린다.[88,91] 우리 몸은 천연 소금이 줄 수 있는 모든 다른 미네랄과 미량 원소와 함께 염화나트륨을 섭취하도록 설계되어 있다.[83,84,85] 순수한 염화나트륨은 물을 흡수하여 체내 수분을 유지하고 있어 고혈압, 조직 부종, 혈액순환 불량과 같은 많은 문제를 초래한다.[87,89] 신체가 과도한 염화나트륨을 처리하려고 하면서 다양하고 유해한 산을 만들고 담낭과 신장 결석을 형성한다.[86,87] 체내에서 나트륨은 다른 많은 미네랄과 미량 원소(칼륨, 칼슘, 마그네슘, 구리, 아연, 망간 등)와 함께 작용하기 때문에 정제소금만 먹으면 미량 원소들의 수치가 정상적인 균형을 벗어나게 된다. [84,87,90] 정제 소금 섭취의 해로운 결과는 다양하고 매우 심각할 수 있다. 그렇기 때문에 주류 의사를 포함한 대부분의 의료 종사자는 정제 소금을 섭취하지 말라고 말한다.

지구에는 우리가 소비할 수 있는 양질의 소금이 많이 있다. 인류 역사를 통틀어 소금은 매우 귀중하였다. 예전에는 '화이트 골드'라고 불렸고, 로마 제국은 군인들에게 소금으로 급여를 주었다(따라서 '급여'[7]라는 단어가 생겼다).[83,85] 천연 소금은 물만큼이나 우리 생리에 필요한 근본 요소이다.[92,93] 우리는 광산에서 채취한 결정 소금이든 가공되지 않은 바닷소금이든 자연 상태 그대로 섭취해야 한다. 전 세계적으로 양질의 천연 소금을 공급하는 회사가 많이 있다.

제발 대두[8]는 먹지 말자!

대두는 특히 미국에서 매우 큰 사업이다. 이 산업의 상당 부분은 유전자 변형 대두를 사용한다.[68] 대두는 생산 비용이 저렴하고, 일부 대두가 폐경기 여성에게 유익할 수 있다는 의심스러운 연구 결과에 따라 시장에서 대두 제품은 폭발적으로 성장하였다. 대두는 많은 가공 식품, 마가린, 샐러드 드레싱과 소스, 빵, 비스킷, 피자, 이유식, 어린이 간식, 과자, 케이크, 채식주의 식품, 영유아용 분유 등에서 찾을 수 있다. 여기에 문제가 있을까? 자, 몇 가지 사실을 살펴보자.

1. 일본과 다른 동양 문화권에서는 대두를 통째로 사용하거나 전통적으로 간장, 두부, 나토, 미소, 템페의 형태로 발효시켜 사용한다.[69]

---

7 봉급을 가리키는 영어 salary는 라틴어 salarium에서 왔는데 이는 salt money란 뜻이다.

8 콩은 legume이라고 하고 또 soy, bean, pulse로 구분한다. soy를 보통 대두라고 칭한다. pulse에는 렌틸콩, 병아리콩 등이 있으며 bean에는 강낭콩, 완두콩 등이 속한다.

그러나 서양에서 사용되는 대두는 분리대두단백(Soy Protein Isolate)이라고 한다.[70] 이것은 어떻게 만들어질까? 먼저 알칼리성 용액으로 대두에서 섬유질을 제거한 후 대형 알루미늄 탱크에 넣어 산성 용액으로 세척한다. 이 과정에서 대두가 알루미늄을 흡수하게 되고, 알루미늄은 최종 제품에 남게 된다.[68] 알루미늄은 치매와 알츠하이머병과 관련이 있으며, 최근 매스컴에서도 대두 소비와 이러한 정신 장애를 연관지어 보도한 바 있다.[71,72] 알루미늄 탱크에서 산성 용액으로 세척된 후 대두는 암 발병과 관련이 있는 질산염을 포함한 여러 화학물질로 처리된다. 최종 제품은 거의 맛이 없는 가루 형태로 만들어져 사용하기 쉽고 모든 음식에 첨가하기 간편하다. 대부분의 가공 식품에는 이 가루가 들어 있으며, 두유, 요구르트, 영유아용 조제분유도 이로 만들어진다.[68] 분리 대두 단백은 영양가가 낮고 많은 해로운 특성을 가진 고도로 가공된 물질이다. 이를 섭취한 동물들이 건강에 심각한 영향을 받으며, 그 결과로 암이나 영양실조로 사망하거나, 건강하지 않은 새끼를 낳는다.[68,73] 최근에 이것의 소비는 인간의 암, 자폐증, 염증 및 기타 퇴행성 질환과 관련이 있는 것으로 밝혀졌다.[68,73,74,75]

2. 두유는 천연 갑상선종 유발 물질이다. 이는 두유가 갑상선 기능을 손상시킬 수 있다는 것을 의미한다. 갑상선 기능 저하증은 체중 감량 불능, 우울증, 면역 기능 저하, 심장병 및 기타 여러 문제를 포함하여 건강에 매우 심각한 영향을 미친다.[68,73,75,76.]

3. 대두의 피트산 농도는 매우 높다. 이 물질은 모든 곡물, 특히 곡물 껍질에서 발견된다. 피트산은 칼슘, 마그네슘, 철분, 아연 같은 미네랄과 결합하는 능력이 뛰어나 대두를 섭취하면 이러한 미네랄들이 체내로 흡수되지 않는다.[68,77,78]

4. 대두는 식물성 에스트로겐을 함유하고 있기 때문에 폐경 치료제로 인기를 얻었지만, 이 에스트로겐은 신체에서 천연 에스트로겐과 같은 방식으로 작용하지 않는다. 따라서 이 물질이 폐경 여성에게 실제로 유용한지는 의심스럽다. 여성을 제외한 나머지, 특히 남성과 어린이에게는 확실히 해롭다. 의료 전문가들 사이에서는 유아와 어린아이가 두유와 영유아용 조제분유에서 섭취하게 되는 식물성 에스트로겐의 양에 대한 우려가 커지고 있다.[76,79,80]

5. 서양의 대두 생산자들은 일본인의 건강은 대두 섭취에 달려 있다고 당신이 믿기를 원한다. 사실은 매우 다르다. 일본에서는 주로 대두를 발효한 형태로 소량 섭취한다.[81]

대두를 먹고 싶다면 간장, 낫토, 미소, 두부, 템페와 같은 자연스럽고 전통적인 발효 형태로만 섭취하길 바란다. 이러한 음식은 수세기 동안 동양 사람들에게 전해 내려온 전통적인 지혜에 따라 조리된 것이다. 대두로 만든 인공육을 섭취하는 채식주의자는 이 지혜를 연구하고, 이 인공육이 자신의 신체에 어떤 영향을 미치는지 알아야 한다.

건강하고 에너지가 넘치려면 무엇을 먹어야 할까?

쇼핑부터 시작해 보자. 자연이 만든 모양과 형태 그대로 식재료를 사서 집에서 전통적인 조리 방법인 스토브, 그릴 또는 오븐을 사용하여 직접 조리하길 바란다. 전자레인지는 음식을 파괴하고 발암성을 유발할 수 있으므로 피하자.[1,2]

무엇을 사야 할까?

1. 야생 고기와 내장육을 포함한 육류를 냉동육이나 신선육으로 구입하자.

햄, 베이컨, 소시지, 식육전문점인 델리카슨 제품, 통조림 고기 등 모든 시중 가공육은 피하자. 이러한 육류에는 방부제와 질병을 유발하는 것으로 입증된 기타 화학물질이 범벅되어 있다.[4,5] 천연 소금으로 방부하고 발효를 이용하여 전통적인 방식으로 준비한 고기는 먹기에 안전하고 훨씬 더 맛있다 (전통적인 햄, 소시지, 살라미).

유전자 변형 육류는 피하자. 우리의 생리는 항생제, 살충제 및 기타 화학물질 없이 자연이 준 고기를 먹도록 설계되어 있다. 가능하면 방목하면서 자연스럽게 사육된 유기농 고기를 찾자. 우리의 생리는 필요한 지방, 콜라겐, 기타 물질과 살코기를 함께 적절히 섭취해야만 살코기의 근섬유를 체내에서 이용할 수 있으므로 살코기만 섭취하는 것은 피하자.[3] 가금류를 먹을 때 가장 귀중한 영양소는 가슴살이 아닌 다리, 날개, 껍질과 몸통에서 나오므로 고기뿐만 아니라 껍질과 지방도 먹는 것이 중요하다.[6] 소시지를 원한다면 다진 고기(지방 전체 포함), 소금, 후추, 다진 양파 및 취향에 따라 선택한 신선한 허브만 사용하여 주문에 따라 만들어 줄 지역 정육점을 찾자. 이런 곳이 있다면 대량으로 주문하여 냉동실에 보관하자. 이 소시지를 맛보면 다시는 시중에서 파는 밀가루와 화학물질이 가득한 소시지를 먹고 싶지 않을 것이다. 대중적인 믿음과는 달리 고기, 생선 및 기타 동물성 식품은 우리 인간이 필요로 하는 비타민, 아미노산, 영양가 있는 지방, 많은 미네랄과 기타 영양소의 함량이 가장 높다.[3] 고기와 생선에 들어있는 이 모든 영양소는 우리 인간에게 가장 소화하기 쉬운 형태로 들어온다. 일부 영양학 책에 있는 식품의 비타민 함량표에서 식물성 식품(곡물, 채소, 과일 등)이 모든 비타민을 제공한다고 써 있는 것은 우리를 속이는 것이다. 그 이유는 첫째, 식물은 우리가 소화하기 어려운 형태로 비타민을 함유하고 있기 때문이다. 둘째, 육류, 생선 또는 기타 동물성 식품의 비타민 양을 식물성 식품과 비교했을 때 함량 순서대로 나열된 맨 위에 있는 것은 동물성 식품이기 때문이다. 그중 일부만 살펴보자.[3,7]

비타민 B1 (티아민)	돼지고기, 간, 심장, 콩팥에 가장 풍부하게 함유되어 있다.
비타민 B2 (리보플라빈)	가장 풍부한 공급원은 달걀, 육류, 우유, 가금류, 생선이다.
비타민 B3 (나이아신)	가장 풍부한 공급원은 육류와 가금류이다.
비타민 B5 (판토텐산)	가장 풍부한 공급원은 육류와 간이다.
비타민 B6 (피리독신)	가장 풍부한 공급원은 육류, 가금류, 생선, 달걀이다.
비타민 B12 (사이아노코발라민)	가장 풍부한 공급원은 육류, 가금류, 생선, 달걀, 우유이다.
비오틴	가장 풍부한 공급원은 간과 달걀 노른자이다.

비타민 A	가장 풍부한 공급원은 간, 생선, 달걀 노른자, 버터이다. 지금 우리는 몸이 바로 사용할 수 있는 진짜 비타민 A에 대해 이야기하고 있다. 많은 책에서 과일과 채소에서 카로티노이드 형태로 비타민 A를 얻을 수 있다고 적혀 있다. 하지만 문제는 카로티노이드가 우리 몸에서 진짜 비타민 A로 바뀌어야 한다는 것이다. 그러나 우리 중 많은 사람들은 체내 독성이 강하거나 만성적인 염증이 있어서 이 변환을 하지 못한다.[8] 그래서 진짜 비타민 A가 포함된 동물성 제품을 먹지 않으면 당근을 아무리 많이 먹어도 이 필수 비타민이 부족할 수 있다. 비타민 A가 부족하면 면역력이 떨어지고 몸에 만성 질환이 생길 수 있으니 주의해야 한다.[7,8,9]
비타민 D	가장 풍부한 음식 공급원은 생선 간유, 달걀, 생선이다.
비타민 K2 (메나퀴논)	가장 풍부한 비타민 K2 공급원은 내장육, 전지방(full fat) 치즈, 양질의 버터와 크림(초식 동물로부터 얻은 노란색 버터와 크림), 동물성 지방, 그리고 달걀 노른자이다. 이 비타민은 우리 건강에 꼭 필요하며, 결핍되면 연조직에 칼슘이 축적되고 염증이 시작될 수 있다.[10] 고지방 식품 외에 이 비타민의 중요한 공급원은 우리 장내 세균총이다. 장내 유익균들은 비타민 K2를 생성하고 방출한다. 발효 식품은 박테리아가 발효 과정에서 비타민 K2를 생성하기 때문에 이 비타민을 함유하고 있다. 따라서 낫토(발효 콩)는 동양 문화에서 가장 풍부한 비타민 K2 공급원 중 하나이며, 서구에서는 숙성된 천연 전지방 치즈가 이 비타민의 좋은 공급원이다.[9,10]

이 모든 비타민은 우리 인간에게 절대적으로 꼭 필요하다. 우리는 비타민 없이는 살 수 없고, 제대로 기능할 수 없다. 연구에 따르면 일반적으로 식물에서 유래한다고 생각되는 세 가지 비타민은 비타민 C, 엽산, 비타민 K1(필로퀴논)이다. 그러나 이제는 간에 비타민 C와 엽산이 모두 상당

량 들어 있다는 것을 알고 있다.[7,9] 식사에 고기와 생선을 야채와 함께 섭취하면 다양한 영양소를 모두 얻을 수 있다.

내장육(간, 신장, 심장, 뇌, 혀 등)은 모든 전통 문화에서 특별한 음식이자 가장 귀중한 음식으로 여겨져 왔다.[11] 이러한 음식에는 영양소가 농축되어 있다. 신선한 간은 우리 생리에 절대적으로 필요한 영양의 원천이며, 특히 영양 결핍이 있는 사람은 정기적으로 섭취해야 한다. 빈혈이 있는 사람은 매일 신선한 간과 붉은 고기(양고기, 소고기, 야생고기와 특히 내장육)를 매일 섭취해야 하는데 이 식품들이 빈혈에 가장 좋은 치료제이기 때문이다.[3,8] 인체가 가장 잘 흡수하는 형태인 헴(heme)[9] 형태의 철분을 제공할 뿐만 아니라 빈혈 치료에 필수적인 비타민 B와 기타 영양소도 제공해준다. 고기는 또한 야채와 과일의 비헴(non-heme) 철분을 더 잘 흡수하게 해주며, 야채와 녹색 채소에 들어 있는 비타민 C는 고기에 포함된 철분의 흡수를 촉진한다.[3,9] 대규모 역학 연구에 따르면 붉은 고기를 먹는 여러 나라의 국민들은 철분 결핍과 빈혈의 발생 빈도가 훨씬 낮다.[3]

고기, 특히 붉은 고기에 대한 잘못된 정보는 상업 권력에 의해 주도되었으며, 이는 상업 권력이 천연 식품을 가공식품으로 대체하여 경제적 이익을 얻는 구조 때문이다. 신선한 천연 고기는 심장병, 암 또는 기타 질병과 아무런 관련이 없으며, 인간에게 필요한 모든 영양소를 제공하므로 꼭 섭취하는 것이 중요하다.[12,13]

집에서 만든 고기 육수는 영양가가 풍부하고 소화가 잘 되는 음식으로, 우리의 할머니들이 매일 만들어 먹던 것이다. 가장 좋은 고기 육수는 뼈, 관절, 잘게 썬 고기 조각을 함께 넣어 만든 것이다. 물에 넣어 2~3시간

9 헴은 우리 몸속에서 산소를 운반하는 역할을 하는 헤모글로빈의 핵심 구성 성분이다. 헴은 철분을 포함하는 복잡한 분자 구조로, 붉은색을 띠고 있다.

동안 약한 불로 끓이고 소금과 후추로 간을 하면 된다. 뼈, 관절, 고기를 물에 끓이면 그 안의 영양소가 물로 추출된다. 그 결과 만들어진 육수는 콜라겐, 젤라틴, 미네랄, 아미노산 및 기타 많은 영양소가 풍부하여 소화계, 관절, 뇌, 면역 체계 및 신체의 나머지 부분에 치유 효과가 있다.[12,14] 이 고기 육수는 수프나 스튜를 만들 때 기본 육수로, 식사와 식사 사이에 따뜻하게 데워서 마시는 치료 음료로 간단히 활용할 수도 있다. 닭 한마리를 통째로 넣어 만든 닭고기 육수는 감기나 복통에 대한 좋은 치료제이다. 말할 것도 없이 시중에서 판매 하는 과립과 큐브 치킨 스톡은 모두 피해야 한다. 그것들은 집에서 만든 고기 육수의 치유적 특성을 전혀 가지고 있지 않으며 해로운 성분으로 가득 차 있다. 삶은 고기는 일반적으로 소화가 더 쉽다.[15]

2. 신선하거나 냉동된 생선과 조개류를 구입하자.

통조림, 미리 익힌 것, 색소를 첨가하거나 기타 가공한 생선과 조개류는 피하자. 자연산 생선은 항상 양식 생선보다 낫다. 현대에는 우리가 바다와 강으로 방류하는 수은과 다른 오염 물질에 대한 우려가 있어 일부 공식 기관은 생선 소비를 제한할 것을 권고한다.[16] 그러나 연구에 따르면 생선을 많이 먹는 사람이 생선을 제한하는 사람보다 건강이 더 좋다.[17] 건강한 인체는 오염 물질을 처리하고 제거하는 능력이 뛰어나다. 음식과 함께 들어오는 모든 오염에 대한 첫 번째이자 가장 좋은 방어는 건강한 장내 미생물군이다.[18] 장내 미생물군의 유익한 박테리아는 수은, 납, 기타 중금속과 독소에 결합하여 중화하고 이를 체내에서 제거하는 뛰어난 능력을 가지고 있다. 그러나 장내 미생물군이 손상된 사람의 경우 이러한 독소가 체내에 남아 있게 되므로 정상적인 장내 미생물군을 복원하는 것이 매우 중요하다. 특히 항생제 복용 후에는 더욱 그렇다.[19] 환경 독소에 대한 확실한 대책으로써 그에 대한 노출을 제한하려면 참치, 상어, 갈치와 같은 대형 육식성 어류는 작은 어류보다 더 많은 오염 물질을 축적하므로 피하는 것이 합리적이다.[20,21] 정어리, 고등어, 청어와 같은 기름진 어류 및 기타 자연산 어류와 같은 소형 어류는 우리가 정기적으로 섭취하는 것이 중요하다. 이것들은 우리에게 좋은 단백질, 미네랄, 필수 지방을 제공한다.

생선 기름은 자연이 우리에게 준 최고의 항염 치료제이며, 그 효과는 생선 전체를 섭취할 때 가장 잘 나타난다.[22,23]

3. 자유롭게 초지에 방사된 닭이 낳은 신선한 달걀을 사자. 유기농이면 더 좋다.

달걀은 소화하기 쉬운 영양소가 가득한 놀라운 식품이다. 신선한 날달걀 노른자는 소화가 필요 없이 문자 그대로 흡수되며 태양아래 있는 거의 모든 영양소를 최상의 생화학적 형태로 우리 몸에 제공한다.[24] 날달걀은 강력한 면역 강화 영양소를 제공하기 때문에 항생제 이전 시대에는 전통적으로 결핵 치료제로 사용되었다.[26] 기억력 저하가 있는 사람은 하루에 최소 3개, 바람직하게는 5~6개의 신선한 달걀을 먹어야 한다. 여러 임상실험에서 신선한 달걀을 먹으면 기억력이 향상된다는 것이 입증되었다.[25] 신선한 달걀 섭취로 아동의 학습 능력과 행동이 크게 향상될 수 있다.[28] 아동은 하루에 최소 2개의 달걀을 먹어야 한다. 지방과 콜레스테롤이 심장병을 '유발'한다는 잘못된 가설 때문에 사람들은 달걀을 먹지 않으려고 한다. 달걀에는 콜레스테롤이 들어 있기 때문이다. 콜레스테롤은 인체에서 가장 중요한 물질 중 하나이다. 콜레스테롤이 심장병을 '유발'한다는 이야기는 절대적인 오류이다. 콜레스테롤은 생명에 필수적인 물질이며, 식이성 콜레스테롤을 섭취하는 것이 물을 마시는 것보다 더 해롭지 않다.[27] 나의 책 〈*심장의 건강은 당신이 무엇을 먹는지에 달려 있다: Put your heart in your mouth*〉[10]에서 무엇이 실제로 심장병을 유발하는지와 무엇을 먹어야 심장병을 예방하고 심장을 건강한 상태로 되돌릴 수 있는지에 대해 설명하였다. 인간의 건강 유지에 있어 콜레스테롤이 어떤 역할을 하는지 알고 싶다면 이 책을 읽어보는 것이 좋다. 말할 것도 없이 말린 달걀 가루, 달걀 믹스 등 가공된 달걀은 피해야 한다. 원하는대로 조리한 신선한 달걀은 아침 식사용으로 좋은 음식이다.

신선한 샐러드와 풍부한 냉압착 버진 올리브 오일, 달걀은 하루 동안 당신의 혈당과 신체 대사를 정상 수준으로 유지해 줄 것이다.

4. 냉동되거나 통조림, 미리 익혀져 포장된 또는 기타 가공된 야채가 아닌 신선한 야채를 구입하자.

프렌치 아티초크, 비트, 아스파라거스, 브로콜리, 방울 양배추, 양배추, 콜리플라워, 당근, 오이, 셀러리, 애호박, 가지, 마늘, 양파, 케일, 상추, 버섯, 파슬리, 완두콩, 다양한 색깔의 고추, 큰 호박, 작은 호박, 시금치, 토마토, 순무, 물냉이 및 기타 전분 함량이 낮은 야채가 가장 좋다.

야채를 유기농으로 직접 재배하는 사람들은 이런 야채를 이틀도 보관할 수 없다는 것을 알 것이다. 야채는 수확하자 마자 시들기 시작하기 때문이다. 그럼 슈퍼마켓에 진열된 야채가 몇 주 동안 '신선'해 보이는 이유는 무엇일까? 산업계는 보존을 위해 화학 용액으로 야채를 씻어낸다. 유기농 채소도 마찬가지이다. 우리가 이런 채소를 먹을 때마다 우리는 화학물질을 먹는 것이다. 특히 녹색 채소(시금치, 샐러드 잎, 상추 등)가 더욱 그렇다. 이 문제에 대한 유일한 해결책은 스스로 유기농 텃밭을 가꾸는 것이다! 훌륭한 식재료를 얻을 수 있을 뿐만 아니라, 신선한 공기와 햇빛 속에

10나타샤가 2007년 출간한 책으로 아직 국내에 번역서로 나오지 않았다.

서 더 많은 시간을 보내며 대자연과 소통할 수 있다.

야채에는 훌륭한 영양소가 넘쳐나기 때문에 야채를 먹는 것의 이점에 대한 정보는 산더미처럼 많다.[24,28] 야채는 익힌 것과 생 것 모두 매일 먹어야 한다. 익힌 야채는 소화하기 쉽고 몸에 따뜻한 영양을 제공한다.

생야채는 강력한 해독 물질과 좋은 품질의 섬유질을 제공하기 때문에 우리 몸을 깨끗하게 유지해준다.[28] 추운 날씨와 감기에 걸렸을 때는 잘 익힌 야채와 함께 따뜻한 수프와 스튜를 많이 먹자. 차가운 샐러드는 그런 환경에서 우리의 생리 현상에 맞지 않는다. 그러나 더운 날씨에는 우리에게 차가운 샐러드가 바로 필요한 것이다. 가장 좋은 야채는 사람들의 개인 텃밭에서 수확한 것이다. 신선하고 제철이며, 대개 유기농이다. 식탁에 오르기 위해 지구 반대편에서 먼 거리를 운반해 온 채소는 어떤 면에서도 텃밭에서 바로 수확한 채소와 경쟁할 수 없다.

빵, 파스타, 페이스트리, 파이, 비스킷 등 밀 제품을 야채로 대체해 보자. 그러면 며칠 만에 몸이 더 건강해지고, 에너지가 충만해지고, 사고력이 맑아지고, 수면이 좋아질 것이다. [24,25,28]

5. 미리 조리되거나 통조림, 냉동 또는 어떤 방식으로든 가공되지 않은 신선한 과일을 구입하자.

과일은 잘 익어야 소화가 잘 되고, 익지 않은 과일은 소용이 없다. 불행히도 슈퍼마켓에 있는 과일은 대부분 익지 않았을 가능성이 높다. 달콤한 과일과 열대 과일은 소화를 방해할 수 있으므로 식사 사이에 먹어야 한다.[25] 아보카도, 토마토, 레몬과 단맛이 나지 않는 다른 과일은 예외이다. 장내 미생물군이 비정상적인 사람들은 종종 다양한 과일을 소화할 수 없으므로 피해야 한다. 장내 미생물군을 개선하기 위한 조치를 취하면 이

전에는 소화 시킬 수 없었던 과일을 먹게 될 수도 있다. 야채와 마찬가지로 가장 좋은 과일은 사람들의 개인 정원에서 딴 신선하고 잘 익고 영양소가 가득한 유기농 과일이다.

상업적으로 생산된 과일은 화학물질이 사용되며, 과일이 완전히 익기 전에 수확되는 경우가 많다. 이로 인해 영양소가 고갈된 토양에서 재배되었을 가능성이 높다. 반면, 유기농 과일은 화학물질 사용이 제한되고, 자연적인 방법으로 재배되기 때문에 비유기농 과일보다 영양가가 높고 건강에 더 좋다. 나는 식품을 모두 유기농으로 바꾸기 전에는 다양한 과일과 채소를 잘 먹지 못했던 많은 사람들을 알고 있다.

베리는 훌륭한 과일 종류로, 해독 영양소가 가득하다.[24,25] 라즈베리, 검은색 커런트[11](currant), 빨간색과 흰색 커런트, 구스베리, 엘더베리, 블랙베리, 딸기 등은 비타민, 항산화 물질, 미네랄 및 기타 많은 물질로 가득 차 있어 혈당 수치를 조절하고 신체 내부를 깨끗하게 유지해 줄 것이다. 조리하지 않은 상태의 신선하거나 냉동된 베리를 규칙적으로 섭취하면 심장병, 암 및 기타 여러 질병을 예방할 수 있다.[28,29] 제철에 베리를 수확하여 겨울 동안 냉동시킬 기회를 잡자. 잼을 만들고 싶을 때는 냉동된 베리를 해동하고 꿀과 섞어 맛을 내기만 하면 된다. 이 잼은 오래 보관할 수 없으므로 며칠 동안 먹을 만큼만 만들자.

6. 천연 유기농 유제품을 구입하자.

가공하지 않은 우유, 가공하지 않은 크림, 신선한 천연 버터(스프레드 및 버터 대용품 아님), 천연 기버터, 천연 생요거트, 케피어[12] 및 전통적인

11 포도보다 작고 단 열매

12 케피어는 케피어 그레인이라는 독특한 발효 종균을 넣어 우유를 발효한 것이다. 요거트보다 더 많은 유익균과 효모를 함유하고 있다.

방식으로 생산된 천연 치즈를 구입하자. 모든 가공 치즈, 우유가루 및 장기 보관용 우유 및 크림, 기타 장기 보관하기 위해 처리한 우유 및 크림, 또는 가공된 유제품은 피하는 것이 좋다.

오늘날 대부분의 시판되는 우유가 거치는 한 가지 처리 과정은 균질화로, 미세한 망사에 우유를 강제로 통과시켜 지방 구형을 분해하는 것이다. 이는 순전히 보기 좋게 하려는 목적이며 우유를 자연 상태에서 한 단계 더 멀어지게 하여 더 가공된 상태로 만든다.[32,33] 유기농 유제품을 고수하는 것이 특히 중요한데, 우유에는 비유기농으로 사육될 때 젖소가 노출되었던 대부분의 화학물질이 축적되기 때문이다.[31]

유제품은 훌륭한 영양분을 가득 담고 있어 이를 섭취하는 것이 중요하다.[24] 그러나 많은 사람들이 우유를 소화하지 못한다. 이는 일반적으로 우리가 구할 수 있는 우유는 저온 살균되었기 때문이다. 저온 살균은 우유에 들어있는 단백질, 지방 및 탄수화물의 화학 구조를 바꾸고 유익한 박테리아를 죽이고 효소와 비타민을 파괴한다.[30,36] 저온 살균 우유는 대부분의 사람, 특히 유아와 어린이는 소화하기 어렵다. 이것이 우유 알레르기와 불내증이 흔한 이유이다. 소에서 직접 짜서 가공하지 않고 저온 살균하지 않은 우유는 어느 정도 우유를 소화하는 효소가 우유 자체에 포함되어 있어 소화하기 매우 쉽다.[34,35] 그러나 이 우유는 유기농이어야 하며 가축을 자연 교배해서 나온 소 품종에서 얻어야 한다. 비유기농으로 사육되는 젖소는 종종 유방염에 걸리기 때문에 많은 고름과 감염성 병원체가 그 우유에 들어간다. 이런 종류의 우유는 저온 살균해야 한다.[31]

유기농 방목 소는 건강하고 우유는 감염이 없으며 저온 살균이 필요하지 않다. 전 세계적으로 방목 사육되는 소에서 가공하지 않고 저온 살균하지 않은 유기농 우유를 생산하는 농부가 점점 늘어나고 있다.[31,61] 당신이 살고 있는 곳에서 그런 농부를 수소문한다면 그렇게 어렵지 않게 그런 농부를 발견할 수 있다는 것이 놀라울 것이다.

우유에는 락토오스라는 유당이 들어 있다. 일부 사람들은 유당불내증으로 진단받는다. 사실상 우리는 유아기 이후에는 모두 '유당 불내증'이 되는데, 인간의 장이 유당을 소화하는 효소인 락타아제를 생성하지 않기 때문이다.[37]

그렇다면 많은 사람들이 어떻게 우유를 소화할 수 있을까? 우리의 장에는 우리를 대신해 이 일을 해주는 특정 종의 유익한 박테리아가 있기 때문이다. 유당을 소화할 수 있는 가장 잘 연구된 박테리아의 종 중 일부는 대장균의 생리적 균주이다.[38] 유당을 소화할 수 없는 사람들은 비정상적인 장내 미생물군을 가지고 있는데, 이 미생물군에는 유익균이 부족하다. 그러므로 이 사람들은 유당을 제거하거나 분해하여 만든 유제품을 섭취하기보다는 발효 식품과 양질의 프로바이오틱스를 섭취하여 미생물군을 회복해야 한다.(이 주제에 대한 자세한 내용은 내가 출간한 갭스 책에서 읽어보길 바란다[13]). 생요거트, 케피어, 천연 전통 치즈, 버터와 같은 발효 유제품은 유당 함량이 많이 감소한 상태이기 때문에 일반적으로 유당 불내증이 있는 사람들도 잘 소화한다.[39] 대부분 사람들이 겪는 유당 불내증은 우유를 저온 살균하는 데서 비롯된다. 비살균유에는 유당을 소화해주는 활성 효소인 락타아제가 들어 있지만, 이 효소는 저온 살균을 하면 파괴된다. 많은 유당 불내증 환자들은 비살균유인 로밀크(raw milk)를 완벽하게 소화할 수 있는 반면, 저온 살균 우유를 마시면 유당 불내증의 일반적인 불쾌한 증상인 복부 팽만, 소화 불량, 복통 및 설사가 유발된다.[34,36,37]

13 〈발달장애 자연치료 식이요법 갭스〉〈만성질환 자연치료 식이요법 갭스〉 참조

7. 견과류와 기름진 씨앗은 가공되지 않은 것으로 사자.

호두, 아몬드, 브라질너트, 피칸, 헤이즐넛, 캐슈넛, 밤, 땅콩, 해바라기씨, 호박씨, 참깨 등은 조리된 것, 구운 것, 소금에 절인 것, 코팅된 것 또는 여타 방식으로 가공된 것은 구입하지 말고, 방금 껍질을 벗긴 것이나 껍질채로 구입한다. 견과류, 해바라기씨, 참깨, 호박씨는 가루로 갈아서 집에서 빵을 만드는 데 사용할 수 있다.

견과류와 씨앗은 좋은 영양소가 가득하므로 우리가 먹는 것이 매우 중요하다. 이런 음식을 규칙적으로 섭취하면 심장병, 암, 자가면역 질환 및 기타 많은 건강 문제를 예방할 수 있다는 것을 보여주는 많은 연구가 있다.[40,41,42,43]

일상 식단에서 견과류를 포함시키는 것은 어렵지 않다. 견과류, 씨앗, 말린 과일을 섞어 예쁜 그릇에 담아 TV 앞 커피 테이블에 두기만 하면 된다. 가족이 건강에 해로운 시판용 가공된 간식을 먹는 대신 건강에 좋은 이런 음식을 간식으로 먹는 데 얼마나 빨리 익숙해지는지 보면 당신은 놀랄 것이다.

견과류와 씨앗은 섬유질이 매우 많아 소화하기 어려울 수 있다는 점을 명심하자. 소화 문제가 있다면 나의 책 〈*발달장애 자연치료 식이요법 갭스: Gut And Psychology Syndrome*〉을 참조하여 공부하길 바란다.[44]

8. 유기농 콩과 채소를 구입하자.

천연 그대로 사서 집에서 요리하자. 시중에서 판매하는 통조림 콩과 콩류는 설탕과 기타 첨가물이 가득한 가공 식품이므로 피해야 한다. 요리하기 전에 모든 다양한 콩류는 렉틴과 기타 유해 물질의 양을 줄이기 위해 최소 12시간 동안 물에 미리 담가두어야 한다.[45,46] 콩을 불린 후에는 흐르는 물에 잘 헹군다. 일단 불린 콩을 익힌 후 빵과 케이크를 포함한 많은 요리에 사용할 수 있다. 시중의 콩과 콩으로 만든 가루는 분쇄하기 전에 미리 물에 담가두지 않았으므로 피하여야 한다. 다양한 콩을 조리하는 훌륭한 전통 요리법이 많이 있다. 그러나 소화기 문제가 있는 경우 소화하기 어려울 수 있다. 이러한 이유로 세계의 많은 전통 문화권에서는 콩을 발효시켜 아기도 쉽게 소화할 수 있도록 만들었다.[45]

9. 천연 지방만 구입하여 사용하자.

우리는 자연이 우리에게 준 지방, 그리고 전 세계의 전통 문화에서 수천 년 동안 사용해 온 지방에 대해 이야기하고 있다. 천연 지방에는 동물성 지방, 육류의 지방, 버터와 기버터, 코코넛과 팜유, 냉압착 버진 올리브유와 기타 냉압착 버진 천연 오일 (아마씨 오일, 대마 오일, 아보카도 오일, 달맞이꽃 오일, 호두 기름, 해바라기씨 오일 등)이 포함된다.

냉압착 식물성 오일은 생산하기 어려워 비싸다. 이 오일은 건강에 좋은 성분이 많지만, 매우 손상되기 쉬운 물질로 구성되어 있다. 열에 약하기 때문에 요리에는 사용하지 않는 것이 좋다. 또한 산소와 빛에 의해 쉽게 손상되므로 추출할 때 공기에 최소한으로 노출시키고, 어두운 유리병에 담아 냉장 보관하는 것이 중요하다.[47] 이 냉압착 오일은 소량으로 즉석에서 드레싱으로 사용하거나 보충제로 섭취하도록 한다. 이 오일은 필수 지방산, 항산화제, 비타민 E 등 많은 유익한 성분을 제공해준다. 하지만 대부분의 사람들은 이 오일을 이 오일을 별도로 구매해 섭취할 필요가 없다. 신선한 견과류, 씨앗 (특히 싹이 난 것), 녹색 잎이 많은 채소, 기타 신선한 채소, 베리 및 신선한 과일을 먹기만 해도 필요한 모든 유익한 식물성 오일을 얻을 수 있다.

슈퍼마켓에서 쉽게 구할 수 있는 모든 식물성 오일 및 식용유를 피하자. 이것들은 트랜스 지방, 용매 및 기타 유해 화학물질로 가득 찬 고도로 가공된 물질이다. 이러한 오일과 마가린의 소비는 우리의 많은 퇴행성 질환의 주요 원인 중 하나이다.[53,54,55,56,57,58]

그렇다면 요리에는 어떤 지방을 사용할까?

라드[14], 돼지고기 조리할 때 나오는 기름, 양고기 기름, 소고기 기름, 거위 기름, 오리 기름 등과 같은 동물성 지방으로 요리하자. 할머니들이 하던 것처럼 고기를 요리할 때 나오는 지방을 직접 모으는 것이 가장 좋다. 모아진 지방은 유리병에 담아 냉장고에 두면 오랫동안 신선하게 보관할 수 있어 요리에 활용하기에 아주 유용하다. 오리를 구우면 심장을 보호하는 것으로 입증된 훌륭한 지방 한 컵을 얻을 수 있다.[47,59] 큰 거위를 구우면 더욱 훌륭한 요리용 지방을 얻을 수 있다. 이러한 지방 중 일부는 전통적인 정육점에서 살 수 있다. 버터, 기버터, 천연 코코넛 오일, 팜유로 요리할 수도 있다. 이러한 모든 지방은 우리에게 건강하고 매우 안정적이다. 일반적으로 가열 조리할 때 화학 구조가 변하지 않으며 재사용할 수도 있다.[47]

여러분이 아주 흔한 질문을 몇 가지 하고 있는 게 내 귀에 들린다: "포화지방은 '치명적으로 해로운' 지방 아닌가요? 심장병, 암, 그리고 다른 모든 건강 문제를 일으키지 않나요? 동물성 지방은 모두 포화 지방이 아닌가요?"

이러한 질문은 식품 산업이 경쟁에 맞서기 위해 끊임없이 노력한 결과

14 돼지의 지방, 특히 복부 주변의 지방을 녹여서 만든 기름을 말하며 대개 반고체 백색으로 보인다.

물이다. 그들의 경쟁자는 누구일까? 물론 천연 지방이다. 기업은 천연 지방으로는 큰 이익을 얻을 수 없지만, 가공된 기름과 지방은 그들에게 매우 많은 이익을 가져다 준다.[53] 따라서 식품 산업에서는 천연 지방은 건강에 해롭고 가공된 지방, 수소화 지방, 조리용 식용유는 건강에 좋다는 사실을 모든 사람에게 확신시키는 것이 이익이 된다. 우리는 거의 1세기 동안 이런 선전에 노출되어 왔으므로 많은 사람이 이런 선전에 굴복한 것도 당연한 일이다.

식품 산업은 특히 포화지방을 목표로 삼았다. 어떻게 그런 일이 일어났을까? 지질 생화학 분야의 국제적 전문가였던 고(故) 메리 에니그(Dr. Mary Enig) 박사는 이렇게 설명하였다. '1950년대 후반, 미국의 앤셀 키스는 만성 심장 질환 유행병이 수소화된 식물성 지방으로 인해 발생한다고 발표했는데, 이전에는 포화지방이 심장병의 원인이라고 말하기도 했습니다. 그래서 식용유 업계는 교묘하게 수소화된 오일의 포화지방산 성분만이 문제를 일으킨다는 믿음을 홍보하는 캠페인을 벌였습니다. 이렇게 해서 자사 제품에 대한 부정적인 인식을 막으려 했던 것입니다. 그 이후로 식용유 산업은 포화지방(즉, 동물성 및 유제품 지방)은 문제가 되고, 다중불포화지방(주로 옥수수기름과 나중에는 대두 오일)은 건강에 도움이 된다는 두 가지 생각을 쌍으로 홍보했습니다'.[47]

부유한 대기업 식품 회사들은 수십억 달러를 들여 수많은 '과학자'를 고용해 회사의 주장에 대한 소위 '과학적 증거'를 제공하도록 했다. 그동안 진짜 과학은 우리에게 진실을 말해왔고, 지금도 근거를 제공하고 있다. 하지만 많은 대중 매체에 '과학'을 광고할 돈이 있는 것은 대기업인 식품회사들이다. 진실한 과학은 너무 가난해서 자신들의 연구 결과를 알릴 돈이 없다. 그래서 대중은 상업적 권력이 들려주고 싶어하는 것만 듣게 된다.

그렇다면 진실은 무엇일까? 진짜 과학은 우리에게 무엇을 말하는가?

1. 가공 지방, 수소화된 지방 및 식용 식물성 기름은 죽상동맥 경화증, 심장병 및 암을 유발한다.[55] 이는 진짜 정직한 과학에 의해 압도적으로 입증된 사실이다. 동물성 지방이 심장병의 원인이라는 가설을 '증명'하기 위한 모든 동물 실험은 가공된 지방과 가공된 산화 콜레스테롤을 섭취시켜 수행되었기 때문에 완전히 무효화되었다. [47,59]

2. 동물성 지방은 심장병, 암 또는 기타 만성 질환과 아무런 관련이 없다. 사실, 동물성 지방은 심장병, 암 또는 기타 만성 질환을 예방한다. 우리 인간의 생리에는 이러한 지방이 필요하므로 매일 섭취하는 것이 중요하다. [59]

3. 포화지방은 심장을 보호한다. 혈액 내 지단백질인 리포프로테인 에이Lp(a)[15]라는 유해 물질 수치를 낮추고, 동맥내 칼슘 축적을 줄이며, 심장 근육이 선호하는 에너지원이다.[47] 포화지방은 면역 체계를 강화하고, 감염으로부터 보호하며, 신체가 불포화 오메가-3 및 오메가-6 지방산을 활용하는 데 반드시 필요하다.[47,59] 자연이 제공한 가장 포화된 지방 중 하나는 코코넛 오일이다. 코코넛 오일의 효과는 대부분의 퇴행성 질환에서 놀라울 정도로 건강하고 치료적인 것으로 나타났다.[47]

4. 동물성 지방에는 포화지방뿐 아니라 다양한 지방산이 포함되어 있다.[60] 돼지고기 지방은 45%가 단일 불포화지방이고, 11%가 다중 불포화지방이며, 44%가 포화지방이다. 양고기 지방은 38%가 단일불

15 리포프로테인은 지질과 단백질로 구성되어있고 주로 트리글리세라이드(TG)와 콜레스테롤을 운반하는 지질단백질이다. 그 중 리포프로테인 a[Lp(a)]는 저밀도 지단백 유사 물질로 심혈관 문제 발생과 연관이 많다고 알려져 있다.

포화 지방이고, 2%가 다중불포화 지방, 58%가 포화지방이다. 소지방은 47%가 단일불포화 지방이고, 4%가 다중불포화지방, 49%가 포화지방이다. 버터는 30%가 단일불포화 지방이고, 4%가 다중불포화지방, 52%가 포화지방이다. 이것은 동물성 지방의 자연적 구성이며, 우리 몸은 포화지방을 포함하여 모든 부분을 활용한다. 동물성 지방의 모든 성분이 우리에게 얼마나 중요한지 알고 싶다면, 인간 모유의 구성을 살펴보도록 하자. 모유의 지방 부분은 48%가 포화지방이고, 33%가 단일불포화 지방, 16%가 다중불포화 지방이다. [47,60] 우리 아기들은 지방이 이러한 구성으로 되어있는 모유로 잘 자라며, 그 중 가장 큰 부분은 포화지방이다.

5. 우리 모두 자연식품에 들어있는 모든 천연 지방이 필요하며, 포화지방과 단일불포화 지방이 우리의 지방 섭취량에서 가장 큰 부분을 차지해야 한다.

6. 지방을 먹으면 살찐다는 단순한 생각은 완전히 틀렸다. 오히려 가공 탄수화물을 섭취하면 비만이 생긴다.[48,49,60] 음식으로부터 섭취되는 식이성 지방은 신체 구조, 즉 뇌, 뼈, 근육, 면역 체계 등에 들어간다. 신체의 모든 세포는 상당 부분 지방으로 구성되어 있다. [60]

이것이 정직한 과학이 밝혀낸 사실이다. 불행히도, 우리 대부분은 정직한 과학의 발견에 대해 듣지 못하고 있다. 이 정보를 알리는 데는 돈이 드는데, 정직한 과학은 돈이 없기 때문이다. 그래서 일반 대중은 대부분 지갑이 두둑한 사람에게 도움이 되는 정보를 보고 듣게 된다. 어떤 주제에 대한 진짜 정보를 얻으려면 대중 매체에서 쏟아내는 '뉴스'와 소위 '과학적 놀라운 발견'에 의존하기보다는 직접 정보를 찾아보아야 한다. 이것은 특히 콜레스테롤에 대한 우리의 이해에 적용되는 이야기이다.

콜레스테롤은 어떤가?

동물성 지방에 대해 이야기할 때 콜레스테롤에 대한 질문이 항상 나온다. 왜냐하면 누구나 콜레스테롤이 '동맥을 막고, 심장병을 유발한다'는 말을 들어보았기 때문이다. 이 생각은 1953년에 처음 등장한 식이-심장 가설[16]에서 나왔다.[59,61] 그 이후로 이 가설은 많은 과학적 연구에 의해 완전히 틀렸다는 것이 증명되었다.[59,61] 저명한 미국 의사이자 과학자인 조지 맨은 식이-심장 가설을 '이 세기, 아마도 모든 세기를 통틀어 가장 큰 과학적 기만'이라고 불렀다.[62] 왜일까? 과학이 이 가설이 틀렸다는 것을 증명하기 위해 노력하는 동안, 기존의 의학계, 정치계, 과학 기관은 이 가설에 완전히 몰두하였다. 자신들이 틀렸다는 것을 인정하는 것은 그동안 이 가설을 지지해온 자신들의 평판에 너무 큰 피해를 줄 것이므로, 그들은 기존의 의견을 빠르게 바꾸지 않는다. 이러한 과학의 폐쇄성이 식품기업들에게 식이-심장 가설을 선전할 시간과 자유를 준 꼴이 되었다.[59] 대중매체를 이용해 그들이 계속 선전하는 것을 보면, 식이-심장 가설에 의거한 잘못된 믿음은 계속될 것 같다. 식이-심장 가설의 홍보자들 덕분에 모든 사람이 콜레스테롤이 '사악'하고 지속적으로 콜레스테롤과 싸워야 한다는 것을 '알게' 되었다. 대중 매체를 믿는 사람이라면 자신의 콜레스테롤 수치가 아무리 낮아도 괜찮다고 생각할 것이다.

하지만 사실 우리 인간은 콜레스테롤 없이는 살 수 없다. 왜 그런지 살펴보자.

우리 몸의 모든 기관의 모든 세포는 구조의 일부로써 콜레스테롤을 가지고 있다. 콜레스테롤은 우리 세포막(세포벽과 세포내부의 소기관의 벽을

16 과도한 포화지방 섭취로 인한 콜레스테롤 증가가 심장질환 발생위험을 높인다는 가설로 미국의 생리학자 앤젤키스가 처음 말한 가설이다. 이 결론을 도출해내기 위한 근거로 사용된 논문도 자료를 취사선택하는 등 조작된 것으로 밝혀진 바 있다.

만드는 막)의 필수적이고 매우 중요한 부분이다.[63] 체내 여기저기 흩어져 있는 콜레스테롤 분자 몇 개에 대해서 이야기하고 있는 것이 아니다. 많은 세포에서 세포벽의 거의 절반이 콜레스테롤로 만들어진다.[63,64] 신체의 각기 다양한 세포는 기능과 목적에 따라 필요한 콜레스테롤의 양이 다르다.[65] 인간의 뇌는 특히 콜레스테롤이 풍부하며 신체 콜레스테롤의 약 25%를 뇌가 가져간다.[66] 뇌의 모든 세포 및 그 구조와 그 외 신경계의 나머지 부분은 콜레스테롤이 필요한데 콜레스테롤은 신경의 구조를 형성할 뿐만 아니라 다양한 기능을 수행하기 위해서도 필요하다. 태아와 신생아의 발달 중인 뇌와 눈에는 많은 양의 콜레스테롤이 필요하다.[66,68] 태아가 발달 중에 충분한 콜레스테롤을 얻지 못하면 사이클롭스 눈[17](cyclopean eye)이라는 특징을 가진 눈의 선천적 이상을 가지고 태어날 수 있다.[67] 모유에는 많은 양의 콜레스테롤이 들어 있다. 그뿐만 아니라, 모유에는 아기의 소화관이 그 콜레스테롤의 거의 100%를 흡수할 수 있도록 해주는 특정 효소가 들어있다. 왜냐하면 영아의 발달하는 뇌와 눈에는 많은 양의 콜레스테롤이 필요하기 때문이다.[66] 영아기에 충분한 콜레스테롤이 결핍된 아이들은 결국 시력과 뇌 기능이 저하된다.[69] 영아용 조제분유 제조업체는 이 사실을 알고 있지만, 콜레스테롤 반대 신조를 따르면서 콜레스테롤이 거의 없는 조제분유를 생산하고 있다.[66]

뇌와 나머지 신경계에서 가장 풍부한 물질 중 하나는 마이엘린이라는 지방질 물질이다. 마이엘린은 전선을 둘러싼 절연 피복처럼 모든 신경 세포와 모든 신경 섬유를 감싸고 있다.[70] 마이엘린은 절연 기능외에도 뇌와 나머지 신경계의 모든 작은 구조에 영양과 보호를 제공한다.[66] 마이엘린을

17 고대 그리스어에서 유래한 둥근 외눈박이 형상으로 묘사되는데 대개 눈이 하나만 형성된 기형을 말한다. 혹은 양안시(binocular vision)의 기능이 떨어지는 눈을 가르킬 수도 있다.

잃기 시작한 사람들은 다발성 경화증[18]이라는 질환을 앓게 된다. 사실 마이엘린의 20%는 콜레스테롤이다.[66] 그러므로 콜레스테롤 섭취가 줄어들기 시작하면 뇌의 구조와 나머지 신체 기관까지 위협을 받게 된다. 뇌의 마이엘린 합성은 콜레스테롤 합성과 긴밀하게 연결되어 있다.[71] 다발성 경화증과 기타 신경계 질환이 있는 사람들은 마이엘린에 대한 항체를 가지고 있으며, 이러한 항체로 인해 이 환자들은 뇌와 나머지 신경계의 마이엘린에 지속적인 손상을 입는다. 마이엘린을 재건하기 위해 신체에는 많은 콜레스테롤이 필요하다. 임상 경험에 따르면, 콜레스테롤과 동물성 지방 함량이 높은 음식은 다발성 경화증 환자에게 필수적인 치료 약이다.

인간이 가진 가장 놀라운 능력 중 하나는 기억력이다. 우리는 어떻게 기억을 형성할까? 뇌 세포끼리 연결되는 시냅스라는 구조를 형성함으로써 기억을 만든다. 사람의 뇌가 건강한 시냅스를 많이 만들수록 그 사람은 정신적으로 더 유능하고 지능이 더 높다. 과학자들은 시냅스 형성이 거의 전적으로 뇌 세포에서 아포지단백 E[19](apolipoprotein E)의 형태로 생성하는 콜레스테롤에 의존한다는 것을 발견하였다.[72] 이 물질이 없다면 우리는 시냅스를 형성할 수 없고, 따라서 아무것도 배우거나 기억할 수 없다. 기억 상실은 스타틴이라고 불리는 콜레스테롤 저하 약물의 부작용 중 하나이다. 클리닉에서는 '콜레스테롤 알약 즉 스타틴'을 복용한 기억 상실증 환자가 점

---

18 중추신경계에 발생하는 탈수초성 질환의 한 종류로 임상적으로 재발과 완화를 반복하는 질환. 수초 즉 마이엘린은 신경세포의 축삭(신경세포에서 뻗어나온 긴 돌기)을 둘러싸고 있는 지방 성분의 막을 말한다. 마치 전선에 절연체를 입힌 것처럼, 마이엘린 층은 신경 신호가 빠르고 효율적으로 전달될 수 있도록 돕는 중요한 역할을 한다. 그러므로 수초가 손상되면 신경의 신호전달이 느려져 작열감, 편측 마비, 손발이 저림, 감각이 없음, 변비 , 무감각증, 저혈압등의 증상을 보인다.

19 간단히 ApoE라고도 부르며 지질단백인 lipoprotein의 한 종류이고, 지질을 운반하는 기능을 한다.우리에게 가장 많이 친숙한 종류는 ApoE4이며 이는 알츠하이머와 관련된 것으로 많이 연구되어있다.

점 늘어나는 것을 종종 경험한다. 전 NASA 과학자이자 우주 비행사인 듀안 그레이블린 박사(Dr. Duane Graveline)는 '콜레스테롤 알약'을 복용하는 동안 기억 상실을 겪었고, 알약을 중단하고 콜레스테롤이 풍부한 음식을 많이 먹음으로써 기억을 되살릴 수 있었다. 이 후 그는 자신의 저서 〈*리피토–기억의 도둑, 스타틴과 콜레스테롤에 대한 잘못된 전쟁: Lipitor–Thief of Memory, Statin Drugs and the Misguided War on Cholesterol*〉에서 자신의 경험을 공유하였다.[73] 신선한 달걀, 버터 및 기타 콜레스테롤이 풍부한 음식이 노인의 기억력을 개선하는 데 효과가 있다는 것이 과학적 실험을 통해 입증되었다.[74,75] 임상 경험에 따르면 기억력 저하나 학습 장애가 있는 사람은 이 기능의 회복을 위해 매일 이러한 음식을 충분히 섭취해야 한다.

그렇다면 콜레스테롤이 풍부한 음식은 무엇이 있는지 살펴보자.

1. 우리 인간의 뇌와 마찬가지로 동물의 뇌도 콜레스테롤이 풍부하다. 동물의 뇌는 콜레스테롤의 가장 풍부한 음식 공급원으로, 소 뇌는 100g당 3100mg의 콜레스테롤이, 양 뇌 100g은 1352mg의 콜레스테롤이 들어있다.[76,77] 전통 문화권에서 동물의 뇌는 진미로 여겨졌으며 건강에 매우 유익한 것으로 알려졌다.
2. 내장육은 콜레스테롤이 풍부하다. 송아지 콩팥은 100g당 791mg을 제공하는 반면 닭 간은 100g당 563mg의 콜레스테롤을 제공한다. 다른 내장육(다른 동물의 간과 콩팥, 심장, 혀, 곱창, 췌장, 가금류 곱창)은 모두 상당한 양의 콜레스테롤이 들어있다.[74,75,77] 내장육은 전세계 전통 문화에서 건강식품이자 신성한 음식으로 여겨져왔다.
3. 캐비어(생선알)는 다음으로 풍부한 공급원으로, 100g당 588mg의 콜레스테롤을 제공한다.[76,77]

4. 대구 간유는 100g당 570mg의 콜레스테롤이 들어있어 바짝 그 뒤를 잇는다. 우리에게 익숙한 이 전통적인 건강식품의 다양한 이점에서 대구 간유의 콜레스테롤 성분이 중요한 역할을 한다는 것은 확실하다.[75]

5. 신선한 달걀 노른자는 100g당 424mg의 콜레스테롤을 함유하고 있어, 콜레스테롤이 풍부한 음식 중 하나로 꼽힌다. 여기서 강조하고 싶은 점은 '신선한 달걀 노른자'라는 것이며, 가공된 달걀 가루는 화학적으로 훼손된 콜레스테롤을 포함하고 있다는 점이다.[75,77]

6. 천연 버터는 100g당 218mg의 콜레스테롤을 제공한다.[76]

7. 냉수성 어류와 조개류, 예를 들어 연어, 정어리, 청어, 고등어, 새우 등은 100g당 81mg에서 173mg에 이르는 상당한 양의 콜레스테롤을 제공한다. 저콜레스테롤 식단을 지지하는 사람들은 육류 대신 생선을 섭취하라고 권장하지만, 생선이 고기보다 콜레스테롤이 거의 두 배나 풍부할 수 있다는 사실을 모르고 있는 경우가 많다. [76,77]

8. 라드는 100g당 94mg의 콜레스테롤을 제공한다. 다른 동물성 지방의 콜레스테롤 함량도 그 뒤를 잇는다.[76,77]

이러한 음식을 섭취하면 몸에 콜레스테롤을 공급하는 데 도움이 되므로, 신체가 스스로 콜레스테롤을 생산하기 위해 열심히 일할 필요가 없다. 많은 사람들이 깨닫지 못하는 것은 체내의 콜레스테롤이 대부분 음식에서 나오지 않는다는 점이다.[74] 건강한 인체는 필요에 따라 스스로 콜레스테롤을 생산하며, 콜레스테롤은 인체 생리에 꼭 필요한 부분이기 때문에 신체는 혈중 콜레스테롤을 일정 수준으로 유지하는 매우 효율적인 메커니즘을 가지고 있다. 콜레스테롤을 많이 섭취하면 몸은 콜레스테롤을 덜 생산하고, 반대로 콜레스테롤을 덜 섭취하면 체내에서 더 많이 생산하게 된다.[75]

그러나 콜레스테롤 저하제인 스타틴은 신체의 콜레스테롤 생성 능력을 저해하여 사용 가능한 콜레스테롤 양을 줄인다.[74,78] 콜레스테롤 저하제를 복용하지 않는다면 대부분의 사람들은 콜레스테롤에 대해 걱정할 필요가 없다. 하지만 독성과 영양 결핍으로 인해 신체가 충분한 콜레스테롤을 생산할 수 없는 사람들도 있다.[61,74] 연구에 따르면 충분한 콜레스테롤을 생산할 수 없는 사람들은 감정 불안정과 행동 문제가 발생하기 쉽다. 살인 및 기타 폭력 범죄를 저지른 범죄자, 공격적이고 폭력적인 성격을 가진 사람, 자살하기 쉬운 사람, 공격적인 사회적 행동과 낮은 자제력을 가진 사람들은 일반적으로 혈액 내 콜레스테롤 수치가 낮다는 기록이 있다.[79,80,81] 고인이 된 옥스포드 데이비드 호로빈(David Horrobin)교수는 '사람들의 콜레스테롤을 큰 폭으로 낮추면 그들의 행동은 일반적으로 더 폭력적인 패턴으로 변할 수 있다"고 말했다. 이런 경우 폭력성 증가는 사망으로 이어지지는 않지만, 직장과 가정에서의 폭력 증가, 아동 학대 증가, 아내 구타 증가 등으로 이어져 일반적으로 더 많은 불행을 초래할 수 있다.[79] 따라서 충분한 콜레스테롤을 생산하지 못하는 사람들은 생명에 반드시 필요한 이 물질을 내부 장기에 공급하기 위해 콜레스테롤이 풍부한 음식을 많이 섭취해야 한다.

우리 몸에 콜레스테롤이 필요한 또 다른 이유는 무엇일까?

뇌 다음으로 콜레스테롤을 가장 많이 갈구하는 기관은 내분비샘인 부신과 생식샘이다. 이 분비샘들은 스테로이드 호르몬을 생성한다. 테스토스테론, 프로게스테론, 프레그네놀론, 안드로스테론, 에스트론, 에스트라디올, 코르티코스테론, 알도스테론 등 신체의 스테로이드 호르몬은 콜레스테롤로 만들어진다.[82,83] 이러한 호르몬은 신진대사 조절, 에너지 생산, 미네랄 동화, 뇌, 근육과 뼈의 형성부터 행동, 감정, 생식까지 무수한 기능을 수행한다. 스트레스 많은 현대 생활은 이런 호르몬을 많이 소모해 '부신 피로'[20]라는 상태가 된다. 시중에는 부신 피로에 도움이 되는 허브 제제가 있다. 하지만 보다 근원적이고 중요한 치료 방법은 부신에 충분한 양의 식이 콜레스테롤을 공급하는 것이다.[84,85]

콜레스테롤은 우리 면역 체계가 제대로 기능하는 데 필수이다.[86,87,88,89] 동물 실험과 인간을 대상으로 한 연구에 따르면 면역 세포는 감염과 싸우고 싸움 후 스스로를 회복하는 데 콜레스테롤에 의존한다.[88,89] 콜레스테롤 수치가 높은 사람들은 감염으로부터 보호받는 것으로 기록되어 있다. 에이즈(AIDS)에 걸릴 가능성이 4배 낮고,[90,92] 감기에 걸리는 경우가 드물고,[93] 혈중 콜레스테롤이 '정상' 또는 낮은 사람들보다 감염에서 더 빨리 회복된다.[91] 반면에 혈액내 콜레스테롤이 낮은 사람들은 다양한 감염에 걸리기 쉽고, 감염으로 더 오래 고통받으며, 감염으로 사망할 가능성이 더 높다.[92] 콜레스테롤이 풍부한 식단은 이러한 사람들의 감염 회복 능력을 향상시키는 것으로 입증되었다.[93] 따라서 급성 또는 만성 감염을 앓고 있는 사람은 회복하기 위해 고콜레스테롤 식품을 섭취해야 한다. 콜레스테롤의 가장 풍부한 공급원중 하나인 대구간유는 오랫동안 면역 체계에 가장 좋은 치료제로 여겨져 왔다. 오래된 의학 문헌에 익숙한 사람이라면 당신에게 항생제가 발견되기 전까지 결핵의 일반적인 치료법은 날달걀 노른자와 신선한 유크림(콜레스테롤이 풍부함)을 섞어 섭취하는 것이었음을 말해 줄 것이다. [94] 의료당국은 점점 더 흔해지고 있는 MRSA[21]와 같은 병원 감염에

20 부신은 좌우 신장 위에 있는 내분비 기관으로 아드레날린, 당류코르티코이드(항염증, 면역 억제 작용)인 코르티솔, 성호르몬 등을 분비한다. 만성적으로 과로, 독소, 스트레스등에 의해 부신에서 이 호르몬이 적게 분비돼 무기력함과 피로를 주증상으로 다양한 증상을 느끼는 것을 부신피로증후군이라 부른다. 부신기능이상이라고 진단되는 상태보다 경미하고 아직 주류의학에서는 진단하지 않는다.

21 Methicillin resistant staphylococcus aureus: 메티실린에 내성이 생긴 황색 포도상구균을 말한다.

대해 우려하고 있다. 우리 병원에서는 45세 이상의 거의 모든 환자에게 스타틴을 복용하게 하여 혈중 콜레스테롤을 낮추고 있고 이는 결과적으로 면역 기능의 손상을 야기한다. 이 일반적인 관행이 병원내 감염의 주요 원인이라는 데에 의심의 여지가 없다!

인체에서 콜레스테롤과 동물성 지방의 모든 역할에 관해 다루는 것은 이 책의 주제를 벗어난다. 이 주제를 완전히 이해하려면 나의 책 〈*심장의 건강은 무엇을 먹는지에 달려있다, 심장병 원인과 예방 그리고 회복하기: Put your heart in your mouth. What really causes heart disease and what we can do to prevent and even reverse it*〉을 읽어보길 바란다.[95]

10. 가공되지 않은 통곡물을 사서 먹기 전에 적절히 준비하자!

메밀, 기장, 퀴노아, 귀리, 보리, 현미 등은 전통적인 조리법에 따라 집에서 요리하는 것이 좋다. 가공된 곡물이나 밀가루로 만든 식품은 피하는 것이 좋으며, 특히 아침용 시리얼처럼 많이 가공된 곡물 제품은 구매하지 않는 것이 바람직하다.

통곡물은 적절한 전처리없이 섭취해서는 안 된다. 통곡물에는 여러 가지 해로운 물질이 들어 있기 때문이다. 통곡물에는 렉틴이 들어 있는데, 이것은 장벽을 비롯하여 많은 다른 조직과 장기를 손상시킬 수 있다. 곡물의 껍질에는 미네랄 흡수를 저해하고 심각한 미네랄 결핍과 뼈 손실을 일으킬 수 있는 피트산이 포함되어 있다. 특히 규칙적으로 곡물껍질까지 섭취하는 것이 골다공증 발생과 관련이 있다.[98] 곡물은 소화하기 어려운 단백질과 전분을 함유하고 있다. 밀, 호밀, 귀리, 보리는 글루텐이라는 단백질을 함유하고 있는데, 우리 대부분이 소화하기 매우 어렵고 소화 문제가 있는 사람들에게는 매우 위험하다.[99,100] 그러므로 통곡물을 먹으라는 대중적인 조언은 일반적으로 이를 소화하기 어렵고 우리에게 많은 해를 줄 수 있기 때문에 잘못된 것이다. 초식 동물은 박테리아로 가득 찬 여러 개의 위를 가지고 있으며, 박테리아가 식물을 소화한다.[101] 보통 인간은 박테리아가 거의 없는 위를 하나 가지고 있을 뿐인데 인간의 위는 전처리를 하지 않은 곡물을 소화하도록 설계되지 않았다. 전 세계의 전통 문화권은 수천 년 동안 이 사실을 알고 있었기 때문에, 항상 곡물을 요리하기 전에 먼저 발효시키거나 싹을 틔웠다. 발효는 렉틴과 피트산 양을 줄이고, 글루텐과 전분을 미리 소화하며 영양소를 방출하는 과정이다.[102] 발효시키려면 곡물을 며칠 동안 물에 담가두면 된다. 발효과정을 빠르게 하려면 곡물을 담글 물에 생요거트, 케피어 또는 유청[22]을 몇 스푼 더하면 된다. 잘 발효된 곡물은 평소와 같은 방식으로 요리하면 된다. 우리가 곡물을 더 소화하기 쉽게 만드는 또 다른 훌륭한 방법은 곡물의 싹을 미리 틔우는 것이다. 싹 틔우기는 매우 간단한 과정이다. 가공하지 않은 통곡물을 물에 12~24시간 담가둔 다음, 물을 빼고 며칠 동안 따뜻한 곳에 촉촉하게 보관하면 된다. 곡물은 씨앗이기 때문에 이 과정에서 작은 싹이 돋아난다. 이 상태의 곡물은 영양가가 크게 증가하며, 생으로 섭취하든 조리하여 섭취하든 소화가 훨씬 쉬워진다.

통곡물이든 아니든 곡물에 대해 말해야 할 매우 중요한 점이 있다. 우리는 전통적으로 곡물을 항상 버터, 기버터, 올리브 오일, 코코넛 또는 팜유, 거위 지방, 오리 지방, 돼지 지방 등과 같은 많은 양의 천연 지방과 함께 섭취해왔다.[103,104] 이런 식으로 먹은 데에는 많은 지혜가 들어있다. 곡물은 탄수화물의 농축된 공급원이며, 지방으로 인해 소화가 천천히 되지 않

22 살균하지 않은 로밀크를 발효시키면 발효가 진행되면서 우유의 상부에 노란색의 액체인 유청이 분리된다. 이 유청을 따라내고 더 진행시키면 유청이 점점 줄어들고 고형의 코티지 치즈가 된다.

는 한 탄수화물은 설탕의 형태로 매우 빠르게 흡수되어 혈당 수치를 너무 높여 많은 해로운 결과를 초래하기 때문이다. 따라서 곡물을 지방 없이 먹는 것은 가장 피해야 할 일이다. 감자, 고구마, 얌, 돼지감자, 파스닙[23], 전분이 많은 다른 채소도 마찬가지이다. 곡물은 농축된 탄수화물의 공급원이므로, 먹을 때 천연 지방을 충분히 곁들여서 곡물의 소화 흡수를 늦춰야 한다.

체중 감량이 필요하거나, 당뇨가 있거나, 소화기 문제가 있는 경우, 곡물과 전분이 많은 채소를 완전히 피하길 바란다(그리고 당연히 그로 만든 모든 것을 포함하여). 소화기 문제가 있는 사람은 소화가 좋아질 때까지 모든 곡물과 전분이 많은 채소를 피해야 한다.[105]

빵은 어떨까? 대부분의 사람들이 빵을 안 먹는 것은 매우 어렵다고 생각한다. 사람들은 일반적으로 빵을 인류가 수천 년 동안 먹어왔기 때문에 그것이 우리에게 좋다고 믿는다. 문제는 오늘날 우리가 먹는 빵은 100년 전에 인류가 먹던 것과는 매우 다르다는 것이다! 당신이 구매한 빵의 성분표를 마지막으로 살펴본 게 언제인가? 슈퍼마켓과 제과점의 선반에 있는 대부분의 빵은 수십 가지의 화학물질, 대두 분리 단백, 마가린, 유해한 식물성 기름, 변형 전분, 수소화된 경화유 등으로 가득 찬 극도로 가공된 제품이다. 빵은 오늘날 우리가 먹는 가공식품 중 가장 큰 비중을 차지할 것이다.

빵을 원한다면, 전통적으로 지난 세월이 검증해 준 빵 제조 레시피를 따라 직접 만들기 바란다. 이 레시피에는 빵 만드는 기계가 필요하지 않다! 나는 샐리 팰런(Sally Fallon)이 쓴 훌륭한 요리 책인 〈*전통 영양: Nourishing Traditions*〉을 강력히 추천한다. 이 책에서 전 세계 여러 문화

---

23 당근과 비슷한 흰색의 뿌리채소.

권의 전통적인 빵 레시피를 볼 수 있다.[104] 당신이 동네빵집에서 전통 방식으로 만든 사워도우 빵을 구할 수 있는 지역에 살고 있다면, 매우 운이 좋은 사람이다.

체중 감량이 필요하거나, 당뇨가 있거나, 소화기 문제가 있는 경우, 곡물과 전분이 많은 채소를 완전히 피하고, 곡물로 만든 모든 것을 피해야 한다는 것을 기억하자. 곡물로 만든 빵 (일반적으로 밀이나 호밀가루)은 도움이 되지 않는다. 그러나 견과류와 기름진 씨앗을 밀가루처럼 갈아서 빵을 만들면 몸에 많은 도움이 된다. 시중에서 아몬드 가루(간 아몬드)와 코코넛 가루를 살 수도 있고, 견과류, 해바라기씨, 호박씨를 직접 갈아 만들어도 된다. 달걀과 버터를 넣고 섞어서 구우면 맛있는 빵이 되거나 케이크를 만들 수 있는 기본 시트가 된다.

11. 단맛은 어떤가?

자연은 우리에게 훌륭한 감미료를 제공해주었다. 자연에서 얻을 수 있는 천연의 가공하지 않은 꿀과 말린 과일(천연 과일이지만 설탕, 시럽 또는 다른 것으로 코팅되지 않았는지 확인하자)이다. 이 달콤한 것들은 우리에게 생명을 주는 영양소로 가득 차 있으며 신체에 해를 끼치지 않는다.[104,105,107] 설탕과 모든 인공 감미료를 피하길 바란다. 케이크를 굽고 싶다면 대추, 무화과, 건포도와 같은 말린 과일을 활용하자. 그것들은 맛있고 달콤할 뿐만 아니라 활용하여 더 영양가 있는 케이크를 만들 수 있을 것이다.

17세기에 인류에 설탕이 도입되기 전까지 꿀과 과일은 사람들이 식단에 사용한 유일한 감미료였다. 설탕은 17세기 말부터 더 저렴하고 구하기 쉬워졌다. 사람들의 식단에서 설탕이 꿀을 대체하면서부터 설탕 관련 건강 문제의 시대가 시작되었다. 꿀은 우리의 생리에 자연스럽고 건강을 해치지 않으며 오히려 도움이 되는 많은 특성을 가지고 있다. 꿀은 수천 년 동안 음식과 약으로 사용되어왔다. 그리스 신화에서 꿀은 '신에게 어울리는 음식'으로 여겨졌고 꿀에 대해 쓰인 책만 수십 권은 족히 된다.[107] 천연 꿀은 항균제로 작용하고 비타민, 미네랄, 아미노산과 다른 많은 생활성 물질을 제공한다.[107,108,109] 특정 꿀을 수집한 꽃의 종류에 따라 꿀마다 다양한 풍미와 영양소 및 생리활성 물질의 구성이 다르다. 전통적으로 꿀은 소화 장애, 호흡기계와 인후 감염, 관절염, 빈혈, 불면증, 두통, 허약함, 그리고 암을 치료하는 데 사용되었다.[107,108,111,112,113,114] 또한 개방 상처, 습진 상처, 피부 발진, 피부궤양과 구강 궤양, 까진 피부에도 치료 목적으로 활용될 수 있다.[106,107,108,109,110]

말린 과일은 그 안에 들어 있는 모든 비타민, 미네랄 및 기타 유익한 물질이 농축되어있다. 그 결과, 세계의 모든 전통 문화는 말린 과일을 다양한 건강 문제에 대해 약처럼 사용하여 왔다. 특히 임산부와 임신을 시도하는 부부에게, 결핵과 기타 만성 감염이 있는 사람들에게, 신경학적, 심리적 증상이 있는 사람들과 중병에서 회복 중인 사람들에게 제공되었다.[115,116,117,118,119] 규칙적으로 말린 대추, 건포도, 무화과, 커런트, 베리, 자두 등을 섭취하면 세계에서 가장 비싼 보충제보다 건강에 훨씬 더 도움이 된다. 그 외에도 말린 과일은 자연이 우리에게 준 천연 과자이다. 따라서 자녀에게 건강을 해치는 시판용 과자를 사 주는 대신 말린 과일을 먹도록 가르치길 바란다.

12. 전통적인 방법에 따라 직접 만든 발효식품을 섭취하자.

발효는 유익한 미생물을 이용하여 음식을 장기간 보존하는 방식이다. 우리는 이미 천연 생요거트, 케피어, 치즈에 대해 언급하였다. 이것들은 발효 식품들이다. 사우어크라우트(발효 양배추), 김치와 기타 발효 야채에는 훌륭한 영양과 유익한 박테리아가 들어있다. 양질의 와인, 천연 크바스[24] 첨가물이 없는 천연 맥주는 발효 음료이며 적당량 섭취하면 건강에 좋다.

전통적으로 전 세계의 모든 문화권에서는 발효 식품을 만들었다. 사람들은 유제품, 곡물, 육류, 생선, 모든 콩류, 야채, 과일을 발효시켰다. 발효가 음식을 오랫동안 보존할 수 있는 유일한 방법이었기 때문이다.[120] 이전에는 제철에 따른 식재료만 구할 수 있었고 일년 내내 무엇이든 살 수 있는 슈퍼마켓이 없었다. 예를 들어, 양배추가 나올 철에는 그것으로 무언가를 만들어야 했는데 그렇지 않으면 양배추는 썩어서 나머지 기간 동안에는 양배추를 먹을 수 없었기 때문이다. 그래서 사람들은 사우어크라우트를 만들어 다음 양배추 수확 때까지 먹었고, 유익한 프로바이오틱 박테리아, 활성 효소 및 발효 식품에서만 제공되는 기타 놀라운 물질을 한 입 가득 섭취하였다.[104,120] 발효 과정은 음식을 미리 소화하고 영양소를 방출하여 우리 몸이 더 쉽게 사용할 수 있게 해준다. 예를 들어, 사우어크라우트에는 같은 양의 생 양배추의 비타민 C보다 생물학적으로 이용 가능한 비타민 C가 거의 20배 더 많다.[104] 호주와 뉴질랜드를 발견한 유명한 영국 탐험가 제임스 쿡(James Cook)은 괴혈병을 예방하기 위해 배에 항상 사우어크라우트 통을 가지고 다녔다.[103,104] 시대를 거쳐내려오며 우리의 생리가 발효 식품을 매일 먹는 데 익숙해진 결과 발효식품 섭취는 우리 건강을 유지하는 데 꼭 필요하게 되었다. 그러나 냉장고가 발명된 이래로 우리는 이런 음식을 거의 섭취하지 않게 되었다. 그 결과, 우리는 발효 식품에서 얻을 수 있는 장내 미생물군을 건강하게 유지하는 프로바이오틱 박테리아, 소화하기 쉬운 영양소, 우리를 젊고 활기차게 유지해주는 활성 효소, 그리

24 kvass라고 하며 다양한 곡물이나 채소에 천일염과 유청을 섞어 발효시킨 것으로 러시아나 동부유럽의 전통적 발효식품이다.

고 다른 많은 좋은 것들의 놀라운 이점을 스스로 박탈하고 있다.

집에서 해 볼 수 있는 간단한 발효 레시피가 많이 있다. 이러한 레시피는 온라인이나 영양과 관련된 훌륭한 많은 책에서 찾을 수 있다.

13. 갓 짜낸 과일과 야채즙을 마시자.

주스를 짜려면 집에 좋은 착즙기가 있어야 하고 신선한 유기농 과일과 채소를 구해야 한다. 유기 농산물을 이용하는 것이 중요하다. 유기농이 아닌 과일과 채소를 착즙하면 주스 한 잔에 농약과 기타 화학물질이 농축될 수 있다. 전 세계 수천 명의 사람들이 착즙으로 치명적인 질병에서 벗어났다. 이 주제에 대한 수십 권의 책이 출판되었으며, 책에는 여러 사례들과 훌륭한 요리법이 가득하다.[121,122] 자연치료의학 분야의 맥스 거슨 박사(Dr. Max Gerson)와 노먼 워커 박사(Dr.Norman Walker)처럼 몇몇 매우 유명한 전문가들은 착즙을 강력히 옹호하였고 환자 치료에 적극적으로 활용하였다. 그동안 신선한 생과일과 채소의 건강상의 이점에 대한 수백 건의 과학적 연구가 발표되었다. 착즙에는 이러한 과일과 채소의 모든 좋은 성분이 농축된 형태로 대량으로 들어있다. 예를 들어, 당근을 착즙하여 주스 한 잔을 만들려면 당근 500g이 필요하다. 아무도 당근 500g을 한 번에 먹을 수 없을 것이다. 그러나 착즙하여 마시면 모든 영양분을 얻을 수 있다. 소화기계는 갓 짜낸 착즙을 소화할 때 사실상 할 일이 없다. 그것은 20~25분 안에 흡수되어 신체에 농축된 양의 영양분을 제공한다. 착즙한 주스를 마시면 매일 가장 소화하기 쉽고 맛있는 형태로 많은 양의 신선한 야채와 과일을 섭취하는 것이다.

우리 현대 사회의 많은 아이들은 과일과 채소를 먹지 않을 것이고, 나는 아이들 같은 입맛을 가진 어른들 또한 꽤 많이 알고 있다. 착즙 주스는 매우 맛있기 때문에 이 문제에 대한 훌륭한 해결책이 될 수 있다. 신선하게 착즙된 주스를 마시면 당신과 자녀는 많은 필수 비타민, 미네랄과 기타 유용한 영양소를 섭취하게 될 것이다.[123,124] 아침에 파인애플, 당근, 약간의 비트를 함께 착즙하여 마시면 위산과 췌장 효소의 생성을 자극해 소화계를 미리 준비시킨다. 당근, 사과, 셀러리, 비트를 섞으면 간을 정화하는 데 도움을 준다. 잎이 많은 채소(시금치, 상추, 고수, 파슬리, 딜, 당근, 비트 잎)를 착즙한 녹즙에 토마토와 레몬을 조금 넣으면 마그네슘과 철분의 좋은 공급원이 되고, 신체가 독성 금속을 제거하는 데 도움이 된다. 양배추, 사과, 셀러리 주스는 소화 효소 생성을 자극하고 훌륭한 신장 정화제로 작용한다. 집에 있는 어떤 유기농 과일과 채소든지 조합해서 건강하고 맛있고 다양한 착즙 주스를 만들 수 있다. 특히 어린이에게 줄 주스의 맛을 좋게 하려면 일반적으로 덜 맛있지만 치료 효과가 있는 재료인 당근, 소량의 비트(재료의 최대 5%[25]), 셀러리, 양배추, 상추, 녹색 채소(시금치, 파슬리, 딜, 바질, 신선한 쐐기풀 잎, 비트 잎, 당근 잎 등)를 재료의 50%까지만 포함하도록 하자. 그리고 나머지 50% 재료로는 맛있는 파인애플, 사과, 오렌지, 자몽, 포도, 망고 등을 넣자.

퇴행성 질환을 앓고 있는 사람, 스트레스를 많이 받는 사람, 시차나 감염에서 회복 중인 사람, 기운이 없거나 피곤한 사람 모두 갓 짜낸 착즙 주스를 마시면 엄청난 효과를 볼 수 있다.[88,89]

섬유질은 어떨까? 착즙을 마신다고 해서 신선한 과일과 채소를 먹지 않아도 된다는 뜻은 아니다. 평소처럼 과일과 채소를 계속 먹어야 한다. 착즙은 유리잔에 든 농축된 영양소로 몸을 보충해주는 것처럼 취급하길 바란다. 식사 20~25분 전과 식사 2시간~2시간 30분 후 공복에 마셔야

25 비트는 해독력이 강한 채소이므로 착즙재료의 전체 부피의 5%이내로 제한한다.

한다. 갓 짜낸 주스는 매우 산패하기 쉽기 때문에 착즙 후 몇 분(최대 30분) 이내에 마셔야 한다. 따라서 즉시 마실 만큼만 만들어 두자. 다 마시지 못한 즙은 얼려서 아이들에게 줄 얼음사탕이나 차가운 음료를 위한 아이스큐브로 만들어 둔다. 특히 아이들은 갓 짜낸 착즙 주스를 좋아한다. 착즙에 으깬 아보카도나 바나나를 섞어서 요거트나 집에서 만든 아이스크림, 샤베트에 넣으면 스무디도 만들 수 있다.

혹시 가게에서 그러한 주스를 살 수는 없을까? 답은 '사서는 안된다'이다! 가게에서 파는 주스는 가공되고 저온 살균되어 모든 효소와 대부분의 비타민, 식물 영양소가 파괴되어있다. 이러한 주스는 가공된 설탕의 공급원이며, 이는 장내의 비정상적인 박테리아와 곰팡이의 먹이가 되고 혈당을 상승시킨다.[125] 신선하게 추출한 착즙 주스에서는 천연 설탕이 활성 효소, 미네랄 및 기타 영양소와 균형을 이루어 신체에 영양과 에너지를 제공한다. 집에서 착즙하여 주스를 만들면 무엇을 넣었는지 알 수 있고, 오염이나 산화 없이 신선하다는 것을 알 수 있으며, 여러 과일과 채소를 섞어 다양하고 맛있게 만들 수 있다. 착즙 주스에 대한 많은 책이 있으며 이러한 책에는 모든 건강 문제 및 상황에 따른 훌륭한 레시피들이 있다.[121,122]

14. 음료

우리는 이미 양질의 와인과 수제 크바스와 같은 발효 음료에 대해 언급하였다. 또한 갓 짜낸 착즙 주스에 대해서도 논의하였다. 이 모든 음료는 적당한 양을 섭취한다면 우리에게 좋다.

그 외에도 충분한 물을 마시는 것이 중요하다. 어떤 종류의 물이어야 할까? 가능한 한 자연스럽고 깨끗한 물이어야 하는데, 불행히도 세계 여러 지역의 수돗물은 여기에 포함되지 않는다. 수돗물에는 혈류로 흡수되어 손상을 일으킬 수 있는 염소, 불소, 질산염과 농업용 화학물질등 많은 첨가물이 포함되어 있다. 그렇기 때문에 수돗물을 여과해서 마시는 것이 중요하다.

시중에 판매되는 많은 생수는 수돗물보다 나을 것이 없다. 생수를 살 때는 잘 알려진 생산자의 천연 미네랄 워터를 찾길 바란다. 플라스틱은 유해한 화학물질을 물에 스며들게 하므로 물은 유리병에 담긴 것이 좋다.[126,127,128,129,130] 집 근처에 깨끗한 샘이나 우물이 있어 아무 해도 없는 천연수를 마실 수 있는 사람들은 참 운이 좋다. 물 한 잔에 레몬 한 조각이나 유기농 사과 발효 식초 한 티스푼을 넣는 것도 좋다. 이것은 물에 알칼리성 미네랄과 다른 좋은 특성을 더해주기 때문이다.

우리 중 많은 사람들이 차나 커피와 같은 따뜻한 음료를 좋아한다. 이러한 음료는 자극제이며 많은 사람들이 자신들도 모르는 사이에 중독된다. 중독되었는지 알아내는 방법은 며칠 동안 커피와 차를 마시는 것을 멈춰보는 것이다. 중독된 사람은 심각한 두통과 이러한 음료에 대한 갈망을 느낄 것이다. 중독되지 않았다면 가끔 차나 커피를 마시는 것은 아무런 문제가 없다. 그러나 인스턴트가 아니고 아무 가공도 하지 않은 고품질 유기농 재료로 신선하게 만든 차나 커피를 마셔야 한다.[131]

또한 알아야 할 점은 커피와 차가 신체에 탈수 작용을 한다는 것이다. 즉, 커피와 차는 신체를 산성화하고 물을 몹시 갈구하게 만든다. 하루 중 차와 커피를 마신 시간 이외에는 충분한 물과 즙이 많은 과일이나 채소로 수분을 보충하길 바란다. 커피나 차에 우유를 넣어 마시는 대신 레몬 한 조각을 곁들여 차를 마시고, 커피 한 잔과 즙이 많은 과일을 함께 먹으면 도움이 된다. 설탕을 꿀로 대체하고, 따뜻한 음료와 함께 간식을 먹고 싶을 때는 천연 견과류와 말린 과일을 곁들이면 커피나 차가 신체에 미치는 부정적인 영향을 많이 감소시킬 수 있다. 치즈와 꿀도 차나 커피와 함께 먹기에 좋은 간식이다. 치즈가 천연이고 전통적인 방식에 따라 만들어졌는지 다시 한번 확인하자. 말할 것도 없이 따뜻한 음료와 함께 비스킷과 케이크를 먹는 것은 피해야 한다. 그러나 불행하게도 이것들은 사람들이 음료와 가장 흔하게 곁들이는 음식이다.

시중에는 많은 종류의 허브차가 있으며 그 종류도 늘어나고 있다. 대부분의 허브는 약용이므로 인체의 생리적 기능에 특정한 영향을 미친다. 그렇기 때문에 많은 허브차가 모든 사람에게 적합하지 않다. 자신에게 맞는 허브차를 찾았다면 유기농인지 확인하자. 유기농이 아닌 허브차에는 독성 금속과 기타 오염 물질이 포함될 수 있다.[132,133]

만성 질환을 피하고 싶다면 코디얼[26]을 포함하여 모든 청량 음료를 피해야 한다는 것은 말할 것도 없다. 이러한 음료는 설탕과 화학물질로 만들어져 신체에 이중으로 독성을 가한다.[134,135] '무설탕' 청량 음료는 더 나쁘다. 인공 감미료가 포함되어 있으며 설탕보다 더 독성이 강할 수 있다.[136,137]

강한 독주를 아주 가끔은 소량 마시고 싶을 때가 있을 것이다. 독주를 마시는 것은 간에 많은 일을 하게 하여 혈액에 떠다니는 다른 독소를 간이 처리할 수 없게 만들고, 이로 인해 독소가 자유롭게 인체에 손상을 입히게 된다. 과도한 알코올과 알코올로 인한 독성 부산물은 많은 건강 문제를 직접적으로 유발한다.[138]

우리는 이미 맥주에 대해 이야기하였다. 여기서 맥주는 곡물로 만들어지고 그 발효 과정에서 곡물의 전분이 다양한 형태의 당으로 분해되어 있

---

26 천연과즙이나 농축과즙에 설탕을 더한 청량음료의 일종

다는 점을 덧붙이고 싶다. 그러므로 맥주는 가공된 탄수화물의 농축된 공급원인 시럽이다. 하지만 이 시럽은 단맛이 없는 당으로 만들어진 것이다.(자연의 많은 당은 단맛이 없거나 심지어 쓴맛이 난다) 이러한 당은 빠르게 혈액으로 흡수되어 혈당과 인슐린 수치를 높일 수 있으며, 이는 비만, 당뇨, 심장병의 원인이 될 수 있어 위험하다.[139] 이러한 건강 문제 중 하나라도 발생하기 쉬운 체질이라면 맥주 소비를 줄이거나 아예 피하는 것이 좋다.

결론적으로

자신이나 가족을 먹일 때 다음의 간단한 규칙을 기억하자. 음식을 마련하는 일에 절대 절약하지 말고 음식에 대해서는 절대 타협하지 말자!라는 규칙이다. 잘 먹지 않으면 건강하지 못하고, 건강하지 않으면 삶의 보람도 없을 테니까 말이다.

대신 옷, 자동차, 오락, 장난감 등과 같은 항목에서는 비용을 절약하고 타협하는 것이 좋다. 그러나 음식에 대해서는 절대 타협하지 말고, 양질의 신선한 식재료를 구매하는 것이 중요하다. 유기농 제품은 비유기농 제품보다 더 나은 선택이며, 지역에서 생산된 농산물은 먼 곳에서 수입된 이국적인 식재료보다 더 우수하다. 개인 정원에서 재배한 과일과 채소는 슈퍼마켓에서 판매되는 것보다 품질이 더 우수하다. 방목으로 기른 가축은 곡물이나 상업용 사료로 사육된 가축보다 더 나은 선택이다. 전통적인 방식으로 재배되고 조리된 음식은 현대적인 조리 방법으로 만들어진 음식보다 더 건강함을 준다. 기회가 있을 때마다 직접 베리, 과일, 채소를 수확해보기 바란다. 사랑과 진정한 마음으로 음식을 준비하고, 태우거나 너무 익히지 말자. 전통적인 요리 방법을 사용하고, 전자레인지는 사용하지 말기를 바란다. 이러한 간단한 생활의 변화를 실행하는 사람들에게는 끝없는 삶의 혜택이 돌아갈 것이다.

'균형 잡힌 식사'가 무엇을 의미하는지 궁금한 적이 있는가? 현대의 주류 이론에서는 그것이 탄수화물과 단백질, 지방의 비율이라고 말한다. 아니, 그게 아니다! 균형잡힌 식사란 당신의 모든 미뢰가 자신이 먹는 식사를 칭찬한다는 것을 의미한다. 우리의 미뢰는 전문화되어 있다. 어떤 미뢰는 단맛을 느끼고, 어떤 것은 신맛을 느끼고, 어떤 것은 짠맛을 느끼고, 어떤 것은 떫은 맛, 어떤 것은 매운맛을 느끼고, 어떤 것은 쓴맛을 느낀다. 이 모든 맛이 한끼 식사에 존재해야 한다. 따라서 식사를 준비할 때 달콤한 야채(예: 당근과 비트)와 쓴맛나는 야채(예: 셀러리 잎, 짙은 녹색 잎, 가지, 애호박, 향신료와 허브), 매운맛을 위한 고추, 마늘, 양파 또는 허브, 떫은 맛을 위한 천연 소금이나 해초, 브로콜리, 콜리플라워, 아스파라거스, 순무, 신맛을 만족시키기 위해 발효 야채, 식초 또는 레몬을 첨가하면 좋다. 이러한 가이드라인을 따르면 매우 맛있고 만족스러운 식사를 할 수 있다. 이는 인도의 고대전통 의학인 아유르베다가 우리에게 주는 중요한 지혜이다.[140] 하지만 물론 모든 식사에서 가장 중요한 부분은 고기와 지방이다! 우리는 고기 없이도 야채를 요리할 수 있지만, 거기에 적당한 양의 지방은 첨가해야 한다! 야채에서 모든 맛을 끌어내고 유익한 영양소를 추출하는 것은 지방이다.

야채를 요리하는 데 가장 좋은 지방은 베이컨 지방, 돼지고기 기름, 라드, 탤로[27], 양고기 지방, 거위 지방, 버터, 기버터와 같은 동물성 지방이다. 지방은 우리 몸이 미네랄, 비타민, 단백질 및 기타 많은 영양소를 사용

---

27 탤로(tallow): 소에서 나오는 지방을 모아 굳힌것.

하는 데 꼭 필요하다. 식사에 동물성 지방을 더 많이 첨가할수록 신체가 더 많은 영양을 얻을 수 있다.

외식을 많이 하는 것은 매우 건강에 해로운 습관이다(테이크 아웃 음식 포함). 왜냐하면 어떤 종류의 재료와 조리 방법을 사용하여 음식을 만들었는지 전혀 알 수 없기 때문이다. 그리고 누가 어떤 마음가짐으로 음식을 조리했는지도 알 수 없다.

요리사의 태도가 중요한 이유는 무엇일까? 요리는 연금술이기 때문에 매우 중요하다. 연금술에서 가장 중요한 것은 연금술사이다. 즉, 음식을 만드는 사람이다. 그 과정에서 연금술사의 가장 중요한 행동은 그의 생각과 태도이며 이것이 마법을 창조하는 것이다. 우리 인간은 강력한 생물이다! 당신의 식사를 요리하는 사람이 당신을 싫어하고 당신이 아프기를 바란다면, 이 에너지는 그가 준비하는 음식에 스며들 것이다. 그러므로 이 식사는 당신에게 건강을 가져다주지 못할 것이다! 식사는 당신이 최고의 건강과 행복을 갖기를 바라는, 당신을 사랑하는 사람이 만들어야 한다. 이런 종류의 식사는 당신에게 건강을 가져다주고 모든 질병으로부터 치유해 줄 것이다. 요리사의 태도는 매우 중요하다! 당신을 위해 요리를 해주는 사람이 없다면, 직접 사랑으로 요리하자. 요리할 때는 당신을 화나게 하거나, 원망이 들게 하거나, 부정적으로 되게 하는 것에 대해 생각하지 않기를 바란다. 이런 태도로 요리한 음식은 잘 소화되지 않을 것이고, 재료와 조리법이 아무리 좋더라도 건강을 가져다주지 못할 것이다.

가족을 위해 요리하는 사람은 그 가족의 건강을 자신의 손에 쥐고 있다. 이것이 권력이다! 어떤 국민의 건강도 정부나 의료계의 손에 달려 있지 않다. 그 국민을 위해 요리하는 사람들의 손에 달려 있다! 국민이 알지도 못하는 공장에서 요리한 음식을 먹는다면 그 국민의 건강은 나빠질 것이다. 이것이 바로 서구 국가에서 일어나고 있는 일이다. 전통 사회에서 여성은 음식의 가치를 알고 있었다. 그들은 음식보다 인간의 건강에 더 강력한 영향을 미치는 것은 없다는 것을 알고 있었다. 그들은 요리를 통해 가족의 건강을 자신의 손에 쥐고 있다는 것을 알고 있었다. 여성들은 결코 그 권력을 다른 사람에게 내주지 않으려 했다! 여성들은 어떤 식재료를 어떤 경우에 사용해야 하는지도 알고 있었다. 아기에게 좋은 것은 무엇이고, 임산부에게 좋은 것은 무엇이며, 임신하려는 부부에게 좋은 것은 무엇이고, 질병이나 부상에 좋은 것은 무엇이며, 노인이 먹기에 좋은 것은 무엇인지 알고 있었다. 여성들은 자기 지역에서 자라는 허브를 알고 요리에 광범위하게 사용하였다. 이 신성한 지식은 어머니에서 딸로, 할머니에서 손녀로 세대를 거쳐 전해졌다. 그러나 식품 산업이 태동하면서부터 여성들은 이 지식을 잃어버리기 시작하였다. 산업형 식품 광고는 여성들을 요리에서 멀어지게 했고, 사랑하는 사람들의 건강을 위해 신이 자신의 손에 맡긴 힘을 포기하게 만들었다! 그 결과 서구 가정에서 질병의 비참함이 생겨났고, 이는 세대를 거듭할 수록 더 깊어지고 있다.

상업적인 목표를 달성하기 위해 식품업계는 여성에게 요리를 '힘들고' 요리하는 일은 '아주 중요하지 않은' 일이라고 선전하였다. 불행히도, 많은 여성들은 이 선전에 굴복하여, 요리를 하지 않음으로써 잘못된 개념이지만 남성과 '평등'을 얻었다고 생각하였다. 자연에는 '평등'이 없는 대신 다양성과 차이의 아름다움이 있을 뿐이다! 자연은 대척점에 있는 '반대라는 것'의 가치를 찬양한다. 반대되는 것들이 구별되고 또 합쳐지는 것을 통해 서로를 보완해주기 때문이다. 낮이 밤과 '동등'하기로 결정했다면 어떨까? 아니면 겨울이 여름과 '동등'하기로 결정했다면? 여성과 남성 사이에는 영광스러운 차이가 있다. 그들은 자연에서 수행해야 할 다른 역할이 있다. 남성의 생리는 앞으로 개척하며, 새로운 지평을 열어 가능성을 발견하는데 있는

데, 이는 인류 역사에서 종종 전쟁과 파괴로 이어졌다. 여성의 생리는 양육, 보살핌, 치유 및 회복을 나타낸다. 여성은 아이를 낳는다. 그리고 아이를 키우는 데는 평화와 번영이 필요하다. 역사를 돌아보면 여성이 직접 혹은 남성에게 영향을 미쳐 사회에 평화를 가져오는 역할을 수행한 경우가 더 많았다. 따라서 자연의 관점에서 보면 가족을 돌보는 것이 여성의 역할이다! 서구의 여성들은 음식을 통해 가족의 건강을 돌볼 수 있는 힘을 되찾아야 한다. 그렇게 한 여성들은 진정으로 행복하고 만족한다. 그리고 우리의 현대 사회에서는 그렇게 하면서 직업을 가질 수도 있다. 물론, 모든 규칙에는 항상 예외가 있다. 어떤 가정에서는 남성이 여성보다 더 잘 돌보고, 그들이 요리를 한다. 가족을 부양하는 일을 맡는 사람은 그 가족을 사랑하고, 자신들이 맡은 책임을 이해하는 사람이어야 한다. 그들은 사랑하는 사람들의 건강을 자신의 손에 쥐고 있는 것이다.

요리는 어렵지 않다. 이 책의 지침을 따르면 누구나 훌륭한 요리사가 될 수 있다! 레시피 책은 잊어버리길 바란다. 요리는 매우 창의적인 활동이다. 요리하는 것을 즐기고 요리할 때마다 자신만의 음식을 만들어 보자. 단지 명심할 것은 요리의 불편함이나 편의성 또는 다른 어떤 면도 아닌 건강을 위해 요리해야 한다는 점이다. 이 생각으로 식재료를 구매하고 음식을 만들자. 그 결과 자신과 가족의 건강을 위한 튼튼한 기초를 마련하게 될 것이다. 그리고 건강한 가족은 보통 행복한 가족이다! 그런데 다른 가족이 없고 당신 혼자 살고 있다면, 대가족에게 하듯 이 작은 가족(당신)을 위해 음식을 만들어 주길 바란다.

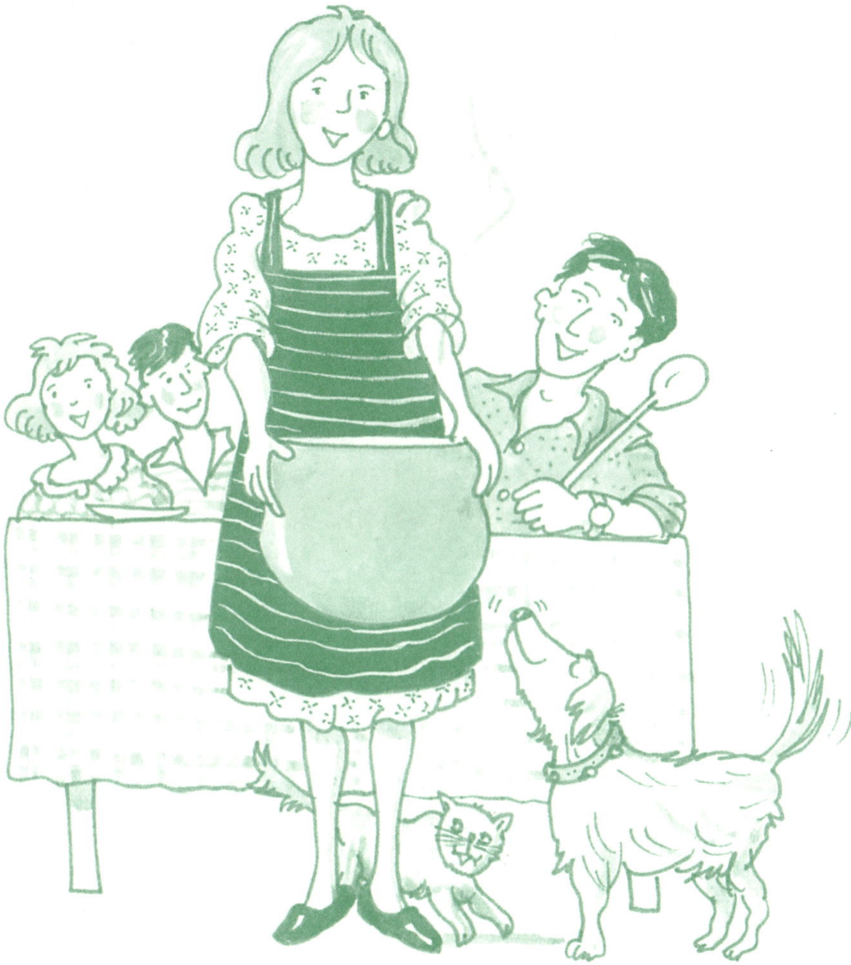

단식

순수한 마음을 가진 사람만이 맛있는 수프[1]를 만들 수 있습니다!

루트비히 반 베토벤

우리는 오염된 환경에 살고 있으며, 이 오염의 많은 부분이 우리 몸에 축적된다.[1,2,3,4,5,7,9] 게다가 우리는 가공 식품, 개인 위생 제품, 환경 오염, 의약품, 농업 화학물질, 전자파 오염, 방사선 및 기타 인공적인 것들의 형태로 우리 몸에 독성물질을 흡수한다.[1,2,3,4,6,7,8,9] 이 인공적인 독성은 많은 만성 질병과 궁극적으로 암의 발생에 중요하다.[3,4] 그래서 정화 즉 해독이 중요하다. 지방이 아주 많은 동물성 식품(영양 공급 음식)과 신선한 유기농 식물성 식품(해독 식품)을 조합한 자연스럽고 신선한 음식을 섭취하면 많은 질병을 예방할 수 있다. 그러나 일부 사람들은 인공적인 오염으로 가득 찬 현대 세계에서 위와 같이 제대로 먹는 것만으로는 충분하지 않을 수 있다.[1,7] 그렇기 때문에 자신을 꽤 건강하다고 생각하는 우리 중 많은 이들이 정화하는 시간을 가지는 것이 좋은 이유이다.[7]

단식은 신체 내부를 정화하는 가장 오래되고 효과적인 방법 중 하나이다.[10,11] 우리 몸은 매일 음식을 소화하고 대사하는 데 많은 양의 에너지를 소비한다. 우리가 먹는 것을 멈추거나 극적으로 줄이면 몸은 독소와 기생충을 제거하고 스스로를 치유하는 것과 같은 다른 작업에 에너지를 재분배한다.[11] 단식은 류마티스 관절염에서부터 암 등 '치료할 수 없는' 질병까지.

1 스프를 음악에 비유한 말

모든 종류의 질병을 치료하는 데 탁월하다는 기록들이 있다.[10,11,12]

심각한 질병이 없는 사람의 경우라도 규칙적인 단식은 신체를 정화하고 활력을 되찾게 하며 질병을 예방하는 데 도움이 된다.

단식(Fasting)이란 무엇인가?

단식은 몸을 구성하는 모든 영양음식 즉 동물성 식품(고기, 생선, 달걀, 유제품)을 피하는 것이다. 단식 중에는 우리가 구할 수 있는 모든 정화식품(식물성 식품)을 먹을 수 있는데, 몇 가지 식물성 식품을 선택하고 나머지는 피할 수도 있고, 모든 음식을 완전히 피할 수도 있다.

선택할 수 있는 단식에는 여러 가지 형태가 있다. 가장 어렵고 제한적인 것부터 살펴보자. 하지만 설명을 시작하기 전에 임산부와 어린아이는 단식을 해서는 안 된다는 것을 강조하는 것이 중요하다. 영양실조가 있는 사람과 저체중인 사람도 단식을 해서는 안 된다.

물 단식은 음식을 완전히 금하는 것이다. 이 경우는 물을 마시고 다른 것은 아무것도 섭취하지 않는다.[10,11] 이것은 신체를 정화하고 활력을 되찾는 가장 오래되고 매우 효과적인 방법 중 하나이다. 많은 종교가 정기적으로 물 단식을 하도록 권고한다.[13] 단식 기간이 짧든 길든 물 단식을 하면 그로부터 이점을 얻을 수 있을 것이다. 일주일에 하루 집에서 단식하거나 몇 달에 한 번씩 3일씩 단식한다. 그러나 3일보다 더 길게 1주, 2주, 3주를 물 단식을 해보고 싶다면(어떤 사람들은 45일까지 단식한다) 전문가의 감독 하에 하는 것이 필수이다. 긴 단식에는 여러 가지 미묘한 차이가 있으며, 경험이 없으면 문제가 생기기 쉽다. 긴 단식을 끝내는 것도 매우 특별한 과정이며 전문가의 감독이 필요하다. 전 세계적으로 잘 알려진 단식 클리닉이 몇 군데 있다.[14] 클리닉에 가는 것은 비용이 많이 들지만, 평생 단식을 해본 적이 없고 긴 단식을 하고 싶다면 클리닉을 방문해서 해 볼 가치가 있다. 처음으로 전문가의 감독하에 단식을 하면 경험을 쌓게 되고, 그 이후는 감독 없이 단식을 할 수 있게 될 수도 있다.

많은 사람들이 단식은 채식주의와 관련이 있다고 생각한다. 사실, 단식에 대한 책 중 상당수는 독자를 채식주의자나 완전 채식인 비건으로 만들려는 저자의 열렬한 시도로 끝을 맺는다. 안타깝게도, 그것은 사람들을 단식의 전인적인 개념에서 멀어지게 한다. 이 점에 관하여 나는 단식은 채식주의나 비건주의와 아무런 상관이 없다는 것을 분명히 밝혀두려고 한다! 당신이 어떤 식단을 하고 있든 물 단식의 치유와 회복이라는 효과를 얻을 수 있다. 단식에 대한 많은 책에서 물 단식 후 식물성 식품만 섭취하라고 말한다. 다시 말하지만, 이것은 독자를 채식주의자로 만들려는 시도일 뿐이다. 물 단식을 끝내는 과정은 동물성 식품과 식물성 식품을 천천히 도입하면서 진행되어야 한다. 단식을 끝내는 방법에 대한 자세한 설명은 이 챕터의 마지막 부분을 참조하길 바란다.

주스 단식은 사람이 물뿐만 아니라 신선하게 압착한 과일과 야채 착즙(녹즙을 포함하여)만 섭취하는 경우이다. [12,15]

이 형태의 단식을 종종 '주스 잔치'라고 부르는데, 갓 짜낸 맛있는 주스를 무제한으로 마실 수 있기 때문이다(보통 하루에 12잔!). 주스에는 섬유질이 없어야 하므로 착즙 후 잘 걸러 내야 한다. 불행히도 주스 단식 중에는 주스와 함께 그 안의 많은 양의 식물성 설탕을 섭취하는 것이기 때문에 이 방법은 불안정한 혈당, 칸디다 과다 증식, 당뇨병 및 설탕에 민감한 건강 문제가 있는 사람에게 문제가 될 수 있다. 시중에는 주스 단식에 대한 자세한 설명과 사례가 담긴 잘 쓰여진 책이 많이 있다.[12,15]

액상 단식(Liquitarianism)은 또 다른 형태의 단식이다. 맑은 액체를 제외한 모든 음식을 피하는 것을 말한다. 허브차, 야채 육수, 된장국, 쌀 우유, 견과류 우유(아몬드, 코코넛, 해바라기 씨 등으로 만든 것), 갓 짜낸 주스, 그린 음료(스피룰리나와 클로렐라 등), 쌀뜨물 및 물을 포함한 여타 맑은 액체 섭취를 허용한다. 이 형태의 단식을 하는 사람들은 많은 건강상의 이점을 보고해왔다.[13,15] 나는 특히 소화기 문제가 있는 사람들에게 이 형태의 단식에 사골육수와 고기 육수를 추가할 것을 권하고 싶다. 장이 단식 과정에서 휴식하는 동안 고기육수와 사골육수는 소화기계 벽을 치유하고 복구하는 물질을 제공해 줄 것이다.

과일 단식에서는 그 사람이 선택한 생 유기농 과일만 먹는다. 제철 과일로 즙이 많은 과일을 섞어 먹는 것이 좋다. 과일을 통째로 씹는 것은 설탕 함량(침의 효소에 의해 소화됨)을 줄이고 섬유질을 분해하는데 매우 중요하다.[16] 과일 단식은 자신이나 이웃의 유기농 과수원에서 신선한 유기농 과일을 충분히 공급받을 수 있을 때만 시도할 수 있다. 과일은 나무에서 익어야 하므로 현지에서만 구한 것이어야 한다. 슈퍼마켓에서 구입한 과일로 이 단식을 시도하는 것은 좋지 않다. 유기농이라고 표시된 시판 과일은 영양소가 고갈된 토양에서 재배되고 나무에서 익지 않은 채로 땄을 가능성이 높다.

단일 음식 다이어트(Mono diets)를 하는 사람들은 일정 기간 동안 한 가지 음식만 먹고 다른 것은 아무것도 먹지 않는다. 이러한 예로는 현미만 먹는 다이어트, 우유만 먹는 다이어트, 포도만 먹는 다이어트, 사과만 먹는 다이어트 등이 있다. 모노 다이어트라는 아이디어는 1900년대 초 독일의 건강 교육자이자 단식 애호가인 아홀트 에렛(Arhold Ehlet)이 제안했던 것이다.[17] 이후 1920년대에 남아프리카의 정치 활동가 요한나 브란트(Johanna Brandt)가 대중화했는데, 그녀는 약 40일 동안 포도만 먹고 위암을 치료했다고 주장하였다. 그녀는 이에 대해 〈*포도로 하는 치료: The Grape Cure*〉라는 책을 썼다.[18]

비건(식물만 먹는 것)은 단식의 한 형태이다. 모든 식물이 유기농이고 자연 상태여야 하며, 가급적 집에서 조리해야 한다. 식물은 특히 생으로 먹거나 싹이 트거나 발효시켜 먹을 때 신체가 사용할 수 있는 엄청난 양의 정화 물질을 제공한다.[19] 조리된 식물, 특히 전분이 많은 식물은 신체가 처리해야 할 많은 양의 포도당을 제공한다. 신체는 에너지를 생산하는 데 어느 정도 제한된 양의 포도당만을 사용할 수 있다. 그러므로 포도당이 과도하게 몸에 들어오면 신체는 그것을 지방으로 전환하여 지방 조직에 저장한다.[20] 식물은 장내미생물군에 영양을 공급하는 많은 섬유질과 소화 불가성 전분을 제공한다.[21] 장에서 장내 미생물군이 손상되어 병원성 미생물이 많다면, 과도한 전분은 많은 가스 생성, 비정상적인 대변 및 복부 불편감을 유발할 수 있다. 식물은 인체를 구성하거나 신체 구조를 유지하는 데 적합한 충분한 단백질이나 지방을 제공할 수 없다.[22,23,24] 그렇기 때문에 장기간 비건을 따라서는 안 되며, 임산부, 아기, 성장하는 어린이 또는 저체중의 영양실조 환자에게 결코 강요해서는 안된다.

비건 단식에는 여러 종류가 있다. 어떤 사람들은 곡물(빵 포함), 다양한 콩류, 채소, 과일, 견과류, 식물성 기름 등 이용 가능한 모든 식물을 먹는다. 그러나 특히 글루텐 불내증과 소화 문제가 있는 사람들은 곡물을 피해야 한다. 모든 사람은 각자 받아들일 수 있는 정도와 선호도에 따라 식단을 설계한다.

신선한 유기농산물을 쉽게 구할 수 있는지 여부가 비건 단식을 설계하는 데 중요한 요소이다. 밀가루, 설탕, 콩, 식물성 기름 및 화학 첨가물로 만든 모든 가공 식품과 음료는 피해야 한다. 그렇지 않으면 신체의 해독이 이루어지지 않고 더 많은 오염이 신체로 유입될 수 있기 때문이다. 자신의 몸이 하는 말을 경청하고 동물성 식품을 원할 때 동물성 식품을 섭취하는 것이 꼭 필요하다. 이 욕구는 신체가 정화를 마치고 영양공급을 원한다는 신호이다. 감정적 또는 영적 이유로 비건을 따르는 사람들은 종종 몸이 하는 말을 듣지 않고 그 지점을 놓치며, 이는 심각한 영양 결핍과 건강문제로 이어진다.[30,31,32] 헬렌에게 일어난 일이 바로 이 문제이다. 힌두교 순례자들을 기억하는가? 그들은 최대 41일 동안 비건 단식을 한다. 대부분의 사람들은 며칠 또는 몇 주, 최대 2개월의 비건 단식이면 충분하다!

긴 단식을 끝내는 방법

단식 중에는 몸에서 소화 효소의 생성이 극적으로 감소하여 음식을 소화할 수 없기 때문에 단식 후 갑자기 많이 먹을 수 없다. 단식 후에는 소화하기 쉬운 음식이 필요하며 소량부터 시작하여 천천히 점진적으로 섭취해야 한다. 몸이 한동안 영양 공급 음식을 먹지 않았기 때문에 고기, 생선, 달걀 및 유제품과 같은 영양 식품을 바로 섭취해야 한다. 날음식에는 우리 소화기가 이 음식을 분해하는 데 도움이 되는 자체의 활성 효소가 들어 있으므로 날음식을 도입하는 것이 가장 좋다.[33] 소화를 돕는 천연 효소가 많이 들어 있는 허브, 비가열 생꿀, 갓 짜낸 레몬즙과 함께 동물성 날음식을 섭취해야 한다.[34] 소금과 검은 후추를 식사에 첨가하여 위산 생성을 자극해준다.[33,34] 섬유질과 식품의 다양성을 더하기 위해 동물성 식품과 함께 생야채를 섭취할 수 있다. 그 사람이 복부 팽창, 트림 또는 위 식도 역류에 걸리기 쉬운 사람이 아니라면 식사 사이에 간식으로 생 과일과 견과류를 먹을 수 있다. 오랜 단식을 끝냈을 때 섭취해야 하는 유일한 익힌 음식은 고기 육수이다. 갓 만든 고기 육수는 장 내벽을 진정시키고 치유하는 효과가 있으며, 소화기가 단식으로부터 빠르고 완전히 회복하는 데 도움이 될 것이다.

이제 매일 무엇을 먹어야 할지 살펴보자.

단식 후 1일차

- 뜨거운 고기육수 한 컵으로 하루를 시작하자. 닭고기 육수가 제일 좋다. 닭고기 육수를 만들려면 닭발과 내장을 포함하여 닭 한 마리 전체를 6리터 팬에 넣고 천연 소금 한 스푼을 넣은 후 팬에 물을 채운다. 한번 끓어오르면 불을 약하게 줄이고 뚜껑을 덮고 2시간 동안 익힌다. 완성되면 고기 육수를 다른 팬에 걸러 넣어 식힌 다음 냉장고에 보관한다. 당신의 장은 오랜 단식으로 고형식을 섭취할 준비가 되지 않았기 때문에 육수 안에서 익혀진 닭고기는 먹으면 안된다. 살아있는 프로바이오틱스를 제공하기 위해 마시는 고기육수 매 한컵마다 살아있는 요거트나 케피어 한 스푼을 추가해서 마신다. 이러한 유익한 미생물을 죽이지 않으려면 요거트나 케피어를 넣을 때 고기 육수가 너무 뜨겁지 않은지 확인한다.
- 육수를 만들기 위해 닭고기를 냄비에 넣기 전에 닭가슴살 하나를 잘라내어 따로 둔다. 닭의 나머지 부위는 껍질을 벗기지 않고 그대

로 물에 익혀 닭고기 육수를 만든다. 닭가슴살을 육수에 담그지 말고 씻어서 물기를 닦는다. 닭가슴 살을 한입 크기로 자르고 그 위에 레몬 반쪽을 짜서 뿌리고 꿀 반 티스푼, 갓 갈은 후추와 천연 소금, 수제 비살균 유기농 요거트나 케피어 한 스푼, 잘게 다진 신선한 마늘 몇 쪽, 다진 파슬리나 딜과 올리브 오일을 넣는다. 사우어크라우트, 김치, 발효 당근, 발효 오이 또는 기타 집에서 발효한 야채를 한 스푼 넣을 수 있다. 모든 재료를 잘 섞고, 접시를 덮어 실온(너무 뜨겁지 않다면)에서 또는 냉장고에서 2시간 동안 재워둔다. 이것이 점심과 저녁이다. 유기농 상추, 양파, 토마토, 오이로 만든 적은 양의 샐러드와 함께 먹을 수 있다. 레몬즙, 천연 소금, 올리브 오일을 드레싱으로 사용한다. 한 번에 다 먹지 않도록 하고, 점심에 반, 저녁에 반을 먹는다. 소화하기 쉽도록 음식을 잘 씹어 먹는다.

- 저녁에 만든 고기 육수를 한 컵 더 마신다. 고기 육수에 케피어나 요거트를 넣는 것을 잊지 말자.
- 식사 사이에는 물과 갓 만든 허브티를 마신다. 티백이 아닌, 신선한 잎의 허브나 말린 허브로 차를 만들어야 한다. 신선한 민트와 라벤더 잎, 버드나무 잎과 작은 가지, 생강 뿌리와 다른 허브로 상쾌한 차를 만들어 마실 수 있다.
- 잠자리에 들기 전 껍질을 벗긴 유기농 해바라기 씨앗 한 컵을 유리병에 넣고 발아를 위해 씨앗을 물에 잠기게 한다. 하룻밤 담가두면 씹는 맛이 나고 소화하기 쉬워진다. 아침에 물을 빼고, 유리병을 깨끗한 천으로 덮고 씨앗이 싹을 틔우도록 둔다. 다음 날 점심에 이 씨앗을 티스푼으로 먹을 수 있다.

단식 후 2일차

- 흰자와 노른자를 모두 포함한 날달걀을 풀어넣은 따뜻한 고기 육수 한 컵으로 하루를 시작한다(어제 만들어둔 고기 육수도 괜찮다). 반드시 유기농으로 방목하여 사육한 닭이 낳은 달걀을 사야 한다. 약 1시간 후에 날달걀을 넣은 육수 한 컵을 더 마신다. 육수에 케피어나 요거트를 넣는 것을 잊지 말기를 바란다.
- 이번에는 1일차에 먹었던 닭가슴살과 같은 양념에 날 양고기나 쇠고기를 버무린 것을 준비한다. 고기는 신선하고 수분이 없어야 한다(물을 더하지 않는다). 점심에는 소량을 먹고 저녁에도 소량을 먹는다. 익은 아보카도, 불린 해바라기 씨앗 한 티스푼, 샐러드 조금과 함께 먹을 수 있다.
- 저녁에 만든 고기 육수를 한 컵 더 마신다. 케피어나 요거트를 넣는 것을 잊지 말자. 고기 육수에 신선한 달걀을 하나 더 추가할 수 있다.

단식 후 3일차

- 아침 식사로는 반숙 달걀 두 개와 케피어나 요거트를 넣은 따뜻한 고기 육수 한 컵을 먹을 수 있다. 달걀과 함께 생 유기농 버터를 적당량 먹는다. 달걀 한 입에 버터 한 입을 더하여 함께 씹는다. 첫날 만든 육수를 냉장고에 보관해 두었다면 오늘 먹어도 충분히 신선할 것이다.
- 점심 식사로는 집에 있는 신선한 날고기나 날생선에 단식 후 1일차와 같은 재료로 만든 마리네이드 양념을 넣어 먹는다. 잘 익은 아

보카도와 샐러드를 함께 먹는다. 샐러드에 싹이 난 해바라기 씨앗 두 스푼을 넣는다.

- 오후에는 허브차를 마셔보자. 꿀 약간, 과일과 생견과류를 몇 개 넣어도 좋다.
- 저녁에는 고기 육수를 한 잔 더 마신다. 케피어나 요거트를 넣는 것을 잊지 말자. 육수에 날달걀 1~2개를 넣어도 좋다.

단식 후 4일째

- 어제처럼 반숙 달걀과 버터로 하루를 시작할 수 있다. 적은 용량의 샐러드를 먹을 때 샐러드에 어제 남은 싹이 난 해바라기 씨앗을 더할 수 있다. 허브차 한 잔을 마시고 비살균 치즈와 꿀을 먹을 수 있다.
- 오늘은 신선한 고기 육수를 새로 만들어야 한다. 양고기, 돼지고기, 소고기 또는 생선으로 만들 수 있다. 좋은 고기 육수를 만들려면 뼈, 관절, 껍질, 약간의 고기와 손질할 때 발라낸 부위가 필요하다. 물, 소금, 갓 으깬 검은 통후추를 넣고 2~3시간 동안 끓인다. 생선 육수를 만들려면 팬의 절반을 신선한 작은 생선이나 큰 생선의 껍질, 생선 머리, 뼈로 채워야 한다. 생선 육수는 1시간 동안 끓인다. 뜨거운 육수를 깨끗하고 건조한 팬에 걸러 식힌 후 냉장고에 보관한다. 이 육수를 약간 덜어 다진 야채(당근, 양파, 양배추, 셀러리, 애호박 또는 다른 사용 가능한 야채)를 넣고 25~30분동안 더 끓여 수프를 만든다. 수프가 끓는 동안 육수를 만들고 걸러내어 따로 둔 뼈와 관절에서 모든 연조직을 발라내어 한입 크기로 잘라 둔다. 관 모양의 긴 뼈에서 골수를 꺼낸다(익힌 뼈를 두

꺼운 나무 도마에 대고 두드리면 골수가 빠진다). 수프가 완성되면 고기와 골수를 다진 마늘과 파슬리 또는 딜과 함께 수프에 넣는다. 사워크림, 케피어 또는 요거트와 함께 이 수프를 즐기자.

- 오후에는 허브차를 마셔보자. 약간의 꿀과 고지방 비살균 치즈를 곁들여도 좋다.
- 저녁에는 고기 육수 한 컵을 더 마신다. 케피어나 요거트를 넣는 것을 잊지말자. 육수에 날달걀 1~2개를 넣을 수 있다.

다음 날부터는 조리하여 익힌 고기, 생선, 달걀 및 기타 모든 음식을 점차적으로 도입할 수 있다. 곡물, 콩류, 렌틸콩은 소화하기 어려우므로 며칠 동안 피하자. 소화기가 음식에 적응하고 정상적인 양의 소화 효소를 생성하기 시작한 후에 이러한 식물성 식품을 도입하길 바란다. 모든 가공 식품을 피하자! 신선한 천연 재료로 집에서 만든 음식만 섭취해야 한다.

단식 후에 섭취한 동물성 식품은 소화 효소의 생성을 자극한다. 이 효소는 단백질이다. 동물성 식품은 신체에 이 효소를 만드는 데 필요한 충분한 건축 자재를 제공하는 것이다.[33] 일부 사람들은 감염에 대한 두려움 때문에 날고기를 먹는 것을 우려한다. 고기가 신선하고 현지에서 생산되었으며, 특히 유기농으로 방목하여 키운 것이라면 걱정할 필요가 없다. 돼지고기 날고기는 피하더라도 신선한 소고기, 양고기, 유기농 닭고기, 그리고 사냥한 야생동물은 날로 섭취할 수 있다. 신선한 고기에는 미생물로부터 보호해주는 활성 효소가 많이 있다.[34,35] 그 외에도 고기에 첨가하는 양념장은 감염 가능성을 차단한다. 레몬즙, 마늘, 올리브 오일, 소금, 후추는 항균 효과가 있는 것으로 알려져 있다.[36,37] 발효 야채(또는 수제 생 요거트나 케피어)를 첨가하면 발효야채의 프로바이오틱 미생물이 음식에서 병원성 미생물이 발생하지 않도록 해준다.[38] 날고기는 강력한 살균제인 위산 생성을 자극한다. 식사를 시작할 때 건강한 위는 pH 1~2의 산을 생성하여 음식에 존재하는 대부분의 미생물을 죽인다.[39] 신선한 날고기를 먹는 것은 완벽하게 안전하며, 순수한 단백질, 지방, 효소, 비타민 및 미네랄 등 많은 이점이 있다. 이들은 인체에 가장 소화하기 쉬운 형태로 들어온다. 고기를 요리하면 단백질 구조가 바뀌고 효소와 많은 비타민이 파괴되며 영양가가 감소한다. [33,34,35] 사람들이 날고기, 날달걀, 비살균 유제품을 먹음으로써 많은 만성 질환에서 회복되었다.[35]

수천 년 동안 전 세계의 전통 문화권에서는 날고기, 날생선, 날달걀, 비살균 유제품을 먹어왔다. 아메리카 원주민들이 고기를 날로 먹는 방법에 대한 기록이 있다. 그런데 유럽인들이 처음 아메리카에 왔을 때 원주민들에게 고기를 익혀서 먹도록 강제하였다.[40] 에스키모와 북극에 사는 사람들은 신선한 생선과 고기를 대부분 말리거나 발효시켜 날로 먹었다.[41] 이러한 전통은 일부 현대 요리법에도 여전히 남아있다. 대표적으로 스웨덴의 그라브락스(gravlax)[2], 프랑스의 스테이크 타르타르[3](steak tartar), 이탈리아의 소고기 카르파초와 까르네 크루다[4](carne cruda), 일본의 사시미, 한국의 육회, 에티오피아의 키트포[5](kitfo), 태국의 소고기 라압[6](laab), 아르메니아의 스테이크 치 쿠프타[7](steak chee kufta), 레바논의 생 간 샐러드 등이 있다. 날고기는 최상의 품질(현지에서 생산, 방목, 가급적 유기농)이

2 연어나 신선한 생선을 소금, 딜, 설탕에 숙성시키거나 절임물에 담가서 먹는 북유럽식 생선요리

3 소고기에 올리브유, 소금, 후추등으로 간하여 달걀노른자를 곁들여 먹는 요리, 한국의 육회와 비슷하다.

4 카르파초는 날 쇠고기나 생선에 양념을 뿌린 후 야채와 곁들여 먹는 요리. 카르네 크루다도 비슷하여 육류라는 단어와 날 것을 합친 말이다.

5 동아프리카식 육회

6 태국이나 라오스의 전통적인 쇠고기 샐러드

7 터키, 아르메니아 등지의 날 쇠고기 요리

어야 하고, 매우 신선해야 하며 플라스틱과 접촉해서는 안 된다. 플라스틱은 병원성 미생물을 끌어들이는 독성 화학물질을 고기에 스며들게 하므로 유리나 나무만 사용해야 한다.[42]

일부 사람들은 날달걀 섭취에 대해 걱정하지만, 건강한 닭에서 생산된 달걀이라면 섭취하는 데 큰 문제가 없다. 방목 초지에서 자유롭게 돌아다니는 닭에서 나온 것이 건강한 달걀이다. 살모넬라에 감염된 달걀은 상업적 산업형 농장에서 닭장에 넣어 기르는 닭들 사이에서 감염된 닭에서 나온다.[43] 건강한 닭은 감염으로부터 보호하는 강력한 면역 체계를 가지고 있다. 그리고 대부분의 사람들에게 살모넬라균은 위험한 감염이 아니라는 것을 이해하는 것이 중요하다![44] 수세기 동안 살모넬라균 감염은 의료계에서 가벼운 것으로 간주되었으며 치료가 필요하지 않았다. 살모넬라균 중독으로 얻는 것은 며칠간의 설사뿐이며, 이는 소화계를 정화하고 이전보다 더 건강하게 만들어준다.[44,45] 이 감염 중에 고기 육수와 케피어 또는 요구르트로 만든 수제 수프와 스튜를 먹는 한 합병증은 없을 것이다. 문제는 현대인이 가공 식품을 많이 먹는다는 점이다. 여기에 따른 결과로 현대인은 소화기계와 면역 체계가 건강하지 않아 감염되기 쉽고 합병증이 생긴다. 이것이 살모넬라균에 대한 두려움이 생기는 이유이다. 날달걀은 세계에서 가장 건강한 음식 중 하나이다! 날달걀의 노른자는 소화가 거의 필요 없이 흡수되고 우리에게 완벽한 영양(단백질, 아미노산, 아연, 비타민 B, 지방, 콜레스테롤, 다른 많은 필수영양소)을 제공하기 때문에 모유와 비교될 수 있다. 날달걀은 신체에 필요한 단백질을 제공하고 독성 금속(수은, 납, 알루미늄 및 기타 독성 금속) 및 기타 독소를 제거하는 데 필요한 단백질이다.[47] 달걀을 익히면 이러한 이점을 잃을 수 있다. 날달걀을 먹는 것은 전 세계 수천 년 동안 사람들이 이어온 건강한 관행이었다. 오늘날 많은 사람, 특히 의료계는 날달걀을 먹는 것을 두려워하고 오랫동안 조리하여 많은 영양소를 파괴하고 달걀을 소화하기 어렵게 만들고 건강에 덜 유익하게 만든다.

우리는 이전 챕터에서 비살균 우유(raw milk)에 관해 이야기하였다. 여기서 로밀크는 매우 안전하게 섭취할 수 있다고만 말하겠다. 사실, 우유는 비살균유로만 섭취해야 한다![48] 젖소, 염소 또는 기타 동물의 자연 품종(실험실에서 만든 인공 품종은 불가)에서 나온 것이어야 한다. 동물은 자연 목초지(풀과 허브가 많고 농업용 화학물질이 없음)에서 사육해야 하며, 가축의 젖을 짜는 경우 위생 관행을 준수해야 한다. 우유는 저온 살균, 균질화 또는 다른 방식으로 가공해서는 안 된다. 로밀크로 생 요거트, 생 케피어, 생 치즈, 생 크림 및 사워크림, 생 버터를 만들 수 있다. 이러한 모든 식품은 우리에게 훌륭한 영양을 제공하며 가공된 유제품보다 소화하기 훨씬 쉽다.

장기 단식을 끝낼 때 제시한 프로그램을 따르면 건강과 활력을 쉽게 회복할 수 있다. 이렇게 하면 비건 프로그램으로 단식을 마친 사람들에게 흔히 나타나는 소화기 증상(복부 팽만, 배가 부글거림, 복부 불편감, 비정상적인 대변)이 없을 것이다. 당신이 소화기 문제가 생기기 쉬운 경우라면 단식 종료후 샐러드, 해바라기 씨앗, 견과류, 과일은 나중에(최소 1주일 후) 소량부터 시작해서 섭취하도록 하자. 식물성 물질을 단식 후 처음 섭취하는 것은 단식종료 4일째 되는 날, 수프를 만들어 먹을 때이다. 수프에 들어있는 익힌 야채는 생 야채보다 소화하기 훨씬 쉽고, 복부 문제를 일으키지 않을 것이다. 소화기계 치유에 대해 더 알고 싶다면 나의 책 〈*발달장애 자연치료 식이요법 갭스(GAPS)*〉를 읽어보기 바란다.[49]

단식은 우리에게 자연스러운 일인가?

인류의 대부분은 역사적으로 식량 공급이 불규칙했기 때문에 정기적인 단식이 그들의 일상적인 생활의 일부였다.[50] 예전에는 냉장고나 슈퍼마켓이 없었다. 모든 음식은 계절에 맞춰 소비되었기 때문에, 야채와 과일은 특정한 시기에만 구할 수 있었고, 고기는 동물을 사냥할 때만 섭취할 수 있었으며, 달걀은 가금류가 알을 낳는 시기에만 얻을 수 있었다. 많은 사람들, 특히 가난한 사람들과 도시 거주자들은 식량을 구하는 데 어려움을 겪는 경우가 많았다.

사실상 모든 사람이 식량이 거의 없는 시기를 겪었고, 이로 인해 음식의 선택이 매우 제한적이었다. 이러한 어려운 시기를 사람들은 좋아하지 않았지만, 그 시간을 통해 몸을 정화하고 회복할 기회를 가졌다. 이후 사람들이 음식을 다시 얻을 수 있었을 때, 그 음식은 자연에서 온 건강하고 영양가 있는 식품이었다.

인간이 연료용 석유를 발견하고 이를 추출하여 사용하는 방법을 알게 되자 산업형 농업이 등장하였다. 강력한 경작 기계와 농업용 화학물질 덕분에 인류는 전례 없는 양의 식량을 생산할 수 있게 되었다. 인류 역사상 사람들이 이렇게 많은 식량을 먹은 적은 없었다! 식량의 계절성은 사라져서 우리는 마켓에서 연중 언제든 무엇이든 살 수 있다. 산업형 경작으로 생산된 식량은 농업용 화학물질이 가득하고 영양가도 낮다. 많은 식품은 가공 과정에서 건강에 좋지 않은 성분이 추가되기 때문에 더욱 문제가 된다. 풍부한 식량은 현대 사회의 건강 위기의 주요 원인이 되었다.[51] 사람들이 이러한 저품질의 음식을 먹을 뿐만 아니라 자연스러운 단식 기간도 사라졌다. 오늘날 우리가 단식하려면 특별한 노력을 해야 하는데, 이는 어렵고 결단력이 필요하다. 그러나 이러한 노력을 하는 사람들은 건강과 활력에 있어 많은 이점을 얻는다.

우리 모두가 반드시 단식을 꼭 해야 할까?

당신이 건강하고 집에서 천연 재료(신선한 고기, 생선, 신선한 달걀, 비살균 유제품)로 요리한 동물성 식품을 유기농 식물과 함께 섭취하고, 모든 산업형 가공 식품을 먹지 않는다면, 신체는 환경의 일반적인 독성에 대처할 만큼 강해질 것이다. 그렇다면 당신은 진지하게 단식할 필요는 없다. 가끔 저녁 식사를 거르는 것만으로도 충분할 수 있고, 일주일에 한두 번은 일반적인 식사를 채식으로 대체해도 된다.

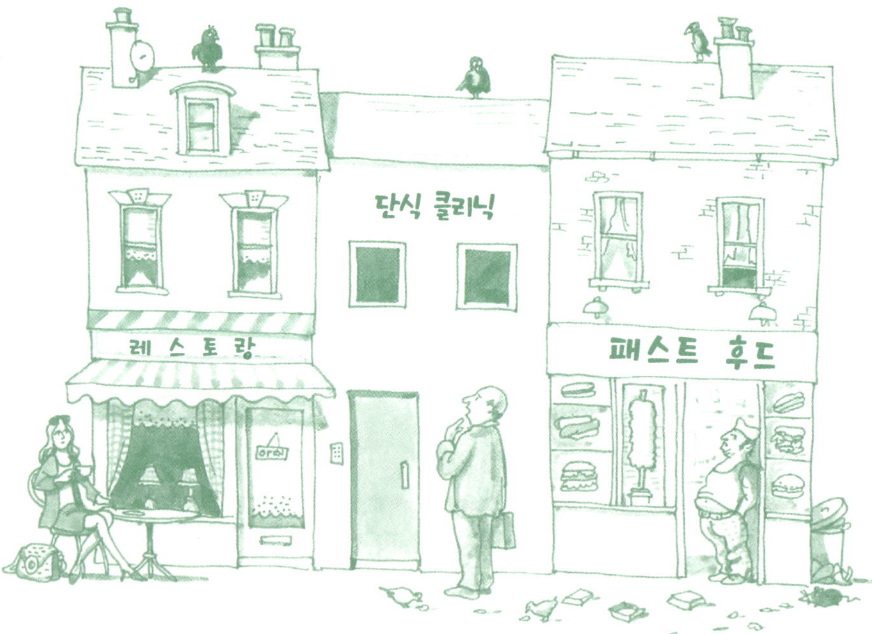

그러나 높은 수준의 독성(직장에서, 치과 치료중에 또는 기타 환경)에 노출된 사람과 암 또는 다른 만성 질환이 있는 사람은 신체를 정화하는 방법으로 단식을 진지하게 고려해야 할 수도 있다. 장기 단식(3일 이상)을 하려면 전문가의 감독하에 하는 것이 필수이다. 단식을 하려면 정상적인 체중을 유지하는 것이 중요하다는 점을 명심하자. 저체중이고 영양실조인 사람은 단식을 해서는 안 된다. 대신 갭스책[8]에 설명된 갭스 영양 프로토콜을 따르는 것을 고려해야 한다.[49] 이 프로토콜은 신체를 정화하고 회복할 수 있는 양질의 구조용 건축 자재, 힘과 지구력을 제공한다.

마크 트웨인은 건강한 생활 방식에 대해 이렇게 말하였다. '건강을 유지하는 유일한 방법은 원하지 않는 것을 먹고, 좋아하지 않는 것을 마시고, 원하지 않는 것을 하는 것입니다.' 만약 당신이 마크 트웨인이 한 말 그대로의 몸상태를 느낀다면, 당신이 아마도 단식을 해야 할 때가 온 것이다!

8 책 이름: 발달장애 자연치료 식이요법 갭스

한 사람에게 좋은 고기가 다른 사람에게는 독이 될 수 있다

질병은 사람들이 자연으로부터 멀어질 때 발생하고
그 심각성은 자연으로부터 멀어지는 정도에 정비례합니다.

후쿠오카 마사노부, 1978

인체는 자연의 일부이다! 인간은 지구상의 모든 생명체가 따르는 것과 같은 법칙을 따른다.[1] 인간은 자신을 동물보다 '더 영리하고' '더 복잡한 존재'라고 생각하지만, 우리 몸은 그렇게 생각하지 않는다. 스스로를 치유하는 것은 의사나 약이나 다른 어떤 것도 아닌 바로 우리 몸이다! 어떤 질병에서 치유되려면 우리는 몸과 함께 해나가야지, 몸에 무언가를 던져넣거나 심지어 몸과 싸워서는 안 된다. 우리는 몸이 하는 말을 듣고 몸의 필요를 알아차리는 법을 배워야 한다.

음식은 인체에 큰 영향을 미친다.[2,3,4] 많은 사람들이 이를 깨닫고 질병에서 회복하고 또 건강을 개선하기 위해 식단을 조절하려고 한다. 하지만 우리가 이해해야 할 것은 우리 모두는 다르다는 것이다. 우리 각자는 고유한 개인이다. 따라서 '규격화된 한 가지가 모두에게 맞는다'는 것은 있을 수 없다. 이것이 우리에게 고탄수/저탄수 식단, 고지방/저지방 식단, 고단백/저단백 식단, 모두 생식/모두 화식등 엄청나게 많은 종류의 식단이 제안되는 이유이다. 흥미로운 점은 모든 식단이 어떤 사람에게는 맞고 다른 사람에게는 맞지 않는다는 것이다. 왜 그럴까? '

'손뼉도 마주쳐야 소리가 난다는 '투 투 탱고(two to tango)'란 말이 있다. 음식 자체로는 나쁜 음식과 좋은 음식이 따로 없다는 것을 의미하는데, 매우 중요한 요소인 누가 그것을 먹는지를 고려하지 않고 나쁜 음식과 좋은 음식을 구분할 수 없기 때문이다! 또 누가 그것을 먹는지 뿐만 아니라 먹는 사람이 어떤 상태로 음식을 먹는지도 고려하지 않기 때문에 단순히 음식만 가지고 나쁜 음식, 좋은 음식으로 나누는 것은 의미가 없을 수 있다.

이것을 더 자세히 이해해 보자.

우리 모두는 다른 유전과 체질을 가지고 있다. 만약 당신의 선조가 바이킹이나 에스키모였다면, 당신은 일반적으로 많은 생선, 고기, 지방을 먹어야 할 가능성이 크다.[5] 하지만 당신의 선조가 지중해 문화권이나 열대 지역에서 왔다면, 당신은 식단에 더 많은 탄수화물이 필요할 것이다.[5] 고대 중국의 의학과 인도의 아유르베다에서는 다양한 체질 유형을 분류하려고 시도하였다. 체질의 유형에 따라 매우 다른 접근 방식이 필요하기 때문에 체질 분류에 관한 지식이 식단이나 허브를 적용하는 선결조건이 되었다.[6]

헌법은 단일 조항이지만 그 안에는 적용하는데 필요한 여러 다른 디테일이 들어있다. 우리의 몸은 평생 동안 동화/분해 다시 말해, 구조를 만들고 정화하는 순환을 하고 있다.[7] 순환에는 매일 구조 형성/정화의 순환, 계절별 순환, 그리고 언제든지 '필요에 따라' 일어날 수 있는 순환이 있다. 몸을 만들기 위해서는 몸이 정화하는 데 사용하는 영양소와는 매우 다른 영양소가 필요하다(동물성 식품은 일반적으로 신체 구조를 만들기 위한 것이고, 식물성 식품은 일반적으로 몸을 정화하기 위한 것이다). 인생의 매 순간 무엇이 필요한지 아는 것은 당신의 몸뿐이다.

당신의 몸이 현재 어떤 일을 하고 있는지에 따라 또한 계절, 날씨, 스트레스 수준에 따라 인체는 포도당을 사용하거나 지방을 사용하는 등 다양한 에너지 생산 방식으로 전환할 수 있다.[7,8] 당신의 몸만이 어떤 특정한 순간에 자기에게 적합한 것을 인식하며, 에너지 생산 방식에 따라 발생한 다양한 영양소의 필요성을 인식한다.

우리 모두는 자율신경계를 가지고 있으며, 이는 신체의 모든 '자동 조종' 기능, 즉 심장 박동, 혈액 순환, 당신에게 영양을 공급하는 소화기계 등을 담당한다.[8,9] 자율신경계는 교감신경계와 부교감신경계의 두 갈래로 구성된다. 이 두 체계는 일반적으로 서로 반대로 작동하여 신체의 모든 기능에 매우 복잡한 균형을 제공한다. 다시 말하지만, 무한한 수의 요인(일상적인 활동 및 수면 주기, 계절, 날씨, 스트레스, 감염, 영양 섭취/ 해독, 당시 직업 등)에 따라 당신은 '교감신경 우세 상태'에서 '부교감신경 우세 상태'로 전환될 것이다. 이러한 전환은 매일 여러 번, 며칠마다 또는 계절마다 일어날 수 있고 이것은 각각 연령대에 따라 다르다.[9] 중요한 것은 우리 신경계의 이 두 갈래가 영양을 공급받기 위해 매우 다른 영양소가 필요하다는 것이다. 한 시스템은 고기와 지방을 좋아하는 반면, 다른 하나는 더 많은 식물성 식품이 필요하다.[10] 당신의 신체만이 당신의 삶의 특정 순간에 필요한 단백질/지방/탄수화물의 비율을 알고 있다. 어떤 실험실이나 과학자도 당신을 위해 이를 계산해 줄 수 없다.

그리고 우리 몸에는 산/알칼리 균형이 있는데, 이는 다시 많은 요인에 따라 매일 끊임없이 변한다.[10,11] 영양학계에서는 '산성이 나쁘다'는 이론이 있으며, 우리 모두는 항상 알칼리성을 유지하려고 노력해야 한다는 신념이 있다. 다양한 음식이 '알칼리성'으로 분류되었고(예: 과일과 채소) 또는 '산성화'(곡물과 고기와 같은) 식품으로도 분류되었다. 이것은 너무 단순하게 생각한 것이다. 신체는 자율 신경계의 활동, 당시의 에너지 생산 유형, 당시의 호르몬 상태, 호흡 및 신장 기능 등 많은 요인에 따라 항상 알칼리성에서 산성 상태로 전환되며, 이중 많은 요인은 일일 주기, 계절, 날씨에 따라 차례로 바뀌는 것들이다.[12] 이러한 모든 요소를 고려할 때, 예를 들어 '알칼리화' 식품으로 간주되는 사과가 당신의 몸을 산성화할 수 있고, '산성화 식품'으로 여겨지는 고기 한 조각이 오히려 당신의 몸을 알칼리성으로 만들 수 있다. 당신의 몸만이 특정 시점에서 음식을 어떻게 활용할지를 알고 있으며, 이러한 복잡한 계산을 수행할 수 있는 내적 지능을 지니고 있다.

마치 그것만으로 충분하지 않은 것처럼, 신체에는 수분과 전해질 균형도 있는데, 이 또한 많은 요인에 따라 항상 변한다.[12,13] 현대 의학에서는 소금을 '악'으로 간주하고 소금 섭취를 줄일 것을 권장하고 있다. 마치 모든 가공 식품을 피해야 하는 것처럼, 가공된 소금도 피해야 한다고 주장한다. 반면, 가공되지 않은 천연 소금(예: 히말라야 소금이나 셀틱 소금)에는 90가지 이상의 미네랄이 포함되어 있어 우리에게 유익하며, 신체가 적절한 수분과 전해질 균형을 유지하는 데 꼭 필요하다.[14] 또한, 매일 많은 양의 물을 마셔야 한다는 믿음이 퍼져 있다. 그러나 영양학적 자료에는 하루에 필요한 물의 양에 대한 다양한 수치를 제시하고 있다. 만약 신체에 전해질이 부족하고 물 대신 소금이 필요한 상황에서 이러한 조언을 무조건 따르는 것은 심각한 문제를 초래할 수 있다. 우리가 아무리 똑똑하다고 생각하더라도, 특정 시점에 얼마나 많은 소금이나 물을 섭취해야 하는지는 정확히 계산하기 어렵다.

당신의 몸은 자신이 필요로 하는 것을 가장 잘 알고 있으며, 이를 알려주는 효과적인 방법이 있다. 바로 목마름이나 소금, 또는 적절한 미네랄이 포함된 특정 음식에 대한 욕구가 그 예이다. 실수하지 말자. 당신의 몸은 이 지구상 음식의 영양소 구성을 알고 있다!

이것들은 어떤 실험실도, 어떤 똑똑한 의사나 과학자도, 어떤 똑똑한 책도 당신이 오전 8시, 오후 1시, 오후 6시 또는 그 사이에 무엇을 먹어야 하는지 계산해 줄 수 없다는 것을 당신에게 보여주는 몇 가지 요인일 뿐이다. 당신의 영양 요구는 매분, 매시간, 매일 항상 변하기 때문에 신체만이 당신의 삶의 어느 순간에 무엇이 얼마만큼 필요한지 알아낼 수 있는 탁월한 지능을 가지고 있다.

그렇다면 우리는 무엇을 해야 할까? 우리는 어떻게 자신에게 제대로 영양을 공급할까? 답은 신체의 내적 지능과 다시 연결되는 것이다! 생각해보자. 만약 지금 당장 신체가 단백질, 지방, 탄수화물, 비타민 B12, 비타민 C를 많이 필요로 한다면, 이러한 특정 영양소들이 필요하다는 것을 몸이 어떻게 인식할까? 신체가 이 모든 정보를 전달할 방법이 있다 하더라도, 어떻게 이 영양소들이 체내로 흡수될 수 있을까? 그리고 어떻게 모든 요소를 계산하여 적절한 양을 공급받을 수 있을까? 사실, 자연은 우리에게 그렇게 복잡한 것을 요구하지 않는다. 대신, 자연은 우리가 특정 음식에 대한 후각, 미각, 식욕을 느끼고, 그것을 섭취한 후 만족감을 경험하도록 해준다. 그래서 신체가 특정 영양소의 조합을 필요로 할 때, 몸은 그 조합을 포함하는 특정 음식을 갈망하게 만든다. 이 음식에서 우리는 신선한 향기를 맡고 훌륭한 맛을 느끼며, 섭취한 후에는 만족감을 느끼게 된다.

하지만 한두 시간 후면 신체의 요구가 바뀌고, 당신은 그 특정 음식을 더 이상 먹고 싶지 않아질 것이다. 대신 당신은 영양학적으로 그 특정 순간에 당신에게 올바르게 도움이 될 다른 음식을 원하게 될 것이다. 그러므로 우리가 몸에 올바른 음식으로 제대로 봉사할 수 있는 유일한 방법은 우리의 감각과 소통하는 것이다!

조금 더 생각해 보도록 하자.

특정 음식에 대한 욕구

'욕구'라는 단어는 많은 사람들에게 다소 부정적인 느낌을 준다. 수세기 동안의 종교적, 정치적 조건 덕분에 욕구는 우리가 '저항해야 하는' 것으로 또 '굴복'해서는 안 되는 것이라고 여겨왔다. 그러나 특정 음식에 대한 욕구는 신체가 특정 순간에 영양적으로 무엇이 필요한지 우리에게 알려주는 주요 방법이다. 배가 고프면 멈춰서 생각해 보자. "지금 당장 무엇을 먹고 싶은가? 지금 나에게 가장 맛있는 음식은 무엇일까?" 그리고 나서 지금까지 읽었던 모든 책과 하루 중 특정 시간에 무엇을 먹어야 하는지에 대한 모든 영양학적 조언을 잊어보자. 그저 내면에 질문을 던져보면, 즉각적인 답이 떠오를 것이고, 그 특정 음식에 대한 생각만으로도 입안에 침이 고일 것이다. 자신의 욕구를 존중하는 것이 중요하다! 욕구는 당신의 내면에 있는 신체 지능이 당신에게 전하는 메시지로, 건강하고 활기차며 행복하게 지내기 위해 필요한 것을 알려준다. 음식을 섭취할 때마다 자신의 욕구에 귀 기울이면, 그 음식을 잘 소화할 수 있으며, 이는 당신에게 긍정적인 영향을 미칠 것이다. 왜냐하면 당신은 적절한 시간에, 몸이 필요로 할 때 그 음식을 섭취했기 때문이다.

문제는 현대 상업 세계가 중독성 있고 맛을 변화시키는 화학물질을 가공식품에 사용하면서 사람들의 음식에 대한 욕구가 그로 인하여 조작되었다는 점이다.[15,16] 많은 가공 '식품'에는 사람들을 중독시키기 위해 특별히 설계된 화학물질이 포함되어 있다. 내면의 욕구에 귀 기울이는 것은 자연이 설계한 자연 식품에만 해당된다. 가공 식품의 섭취를 중단하면 음식에 대한 본래의 정상적인 욕구가 회복될 것이다.

냄새의 감각

동물을 관찰해 본 적이 있는가? 동물은 냄새를 맡지 않고는 아무것도 입에 넣지 않으며, 이는 야생 동물이 본능과 깊이 연결되어 있기 때문이다. 후각은 음식에 대한 중요한 정보를 제공한다. 예를 들어, 그 음식이 안전한지, 화학물질이나 미생물에 오염되었는지, 신선한지, 그리고 내 몸에 필요한 것인지에 대한 정보를 알려준다. 따라서 음식을 먹기 전에 냄새를 맡아보는 것이 중요하다. 자신에게 적합한 음식이라면 매력적인 향이 날 것이고, 그렇지 않은 음식은 불쾌한 냄새가 날 것이다. 그러므로 후각을 존중하고 그 신호에 귀 기울이는 것이 필요하다.

문제는 현대 사회의 많은 사람들이 합성 향을 사용함으로써 후각이 손상되었다는 것이다. 세탁 세제, 가정용 세척 화학물질, 소위 공기 방향제 및 향수와 같은 모든 향이 나는 인공 화학물질은 코의 후각 수용체를 차단한다.[17] 코에는 후각 수용체의 수가 제한되어 있으며 일단 화학물질에 의해 그 수용체들이 차단되면, 새로운 화학물질의 분자가 부착할 곳이 없어지므로 당신은 더 이상 냄새를 맡을 수 없게 된다.[18] 우리 모두 마치 향수 공장 같은 냄새를 풍기는 사람들을 보는데 그들은 더 이상 냄새를 맡을 수 없는 사람들이므로 자신이 얼마나 과하게 향수를 뿌리고 다니는지 자각하지 못한다.[18] 그들의 코에 있는 후각 수용체는 자신이 뿌린 향수의 화학물질로 인해 차단되어 있다. 일반적인 세탁세제도 마찬가지로, 보통 세제의 불쾌한 냄새를 가리기 위해 강한 향이 첨가된다. 이러한 세제를 자주 사용하는 사람들은 그 향에 지속적으로 노출되기 때문에 더 이상 그 향을 인식하지 못하게 된다. 이들은 코의 후각 수용체가 세탁 세제의 향에 점유되어 있어 음식의 냄새도 제대로 맡지 못한다. 후각을 회복하고 싶다면, 주변 환경에서 향이 나는 모든 화학물질을 치우는 것이 좋다. 무향의 천연 세제로 바꾸고, 향수나 향이 나는 개인 관리 제품, 공기 방향제 등을 사용하지 않도록 하자. 몇 주가 지나면 후각 수용체가 스스로 정화되어 후각이 회복될 것이다.

미각의 감각

음식을 먹는 것은 인생에서 가장 큰 즐거움 중 하나이며, 그렇게 느껴야 한다! 만약 음식을 먹는 것이 즐겁지 않다면, 아무리 그 음식이 '건강'하다고 하더라도 현재 당신에게는 적합하지 않은 음식일 수 있다. 그러므로 미각에 귀 기울이고 그것을 존중하는 것이 중요하다. 미각은 당신의 친구이며, 몸의 내적 지능과 의식 간의 소통의 한 방법이다. 몸이 특정한 영양소들이 필요하다고 당신에게 말해주는 방식이 음식을 먹으면서 느끼는 큰 즐거움이 아니라면 도대체 다른 무슨 방식이 있겠는가?

문제는 많은 사람들이 가공식품을 일상적으로 섭취하여 미각이 변하거나 둔감해져 있다는 것이다. 많은 가공식품에는 의도적으로 '음식'에 첨가하여 맛을 변화시키는 화학물질이 들어 있다.[19] 이러한 화학물질은 독성이 있을 뿐만 아니라 장기간 미각을 변화시킬 수 있으므로 정상적인 미각을 회복하기 위해 가공식품 섭취를 중단하는 것이 필수이다. 다양한 영양 결핍은 미각을 변화시킬 수 있다(아연과 단백질 결핍은 특히 이런 문제와 관련있는 것으로 알려져 있다). 자연스럽고 건강한 식단을 섭취하기 시작하면 영양 결핍이 줄어들고 미각이 돌아올 것이다. 입 속의 독소도 미각을 변화시킬 수 있다.[20,22] 치약 대신 냉압착 올리브 오일(또는 다른 냉압착 오일)을 사용하여 양치질을 시도해보자. 이러한 아유르베다식 구강 관리 방법은 입 안을 해독하는 데 효과적이라는 좋은 기록이 있다.[21]

통합적 진료[1]를 하는 치과의사의 진료를 받는 것이 매우 중요한데 통합적 치료를 하지 않는 일반 치과에서 치아 치료에 사용되는 많은 치과 재료는 독성을 띠고 미각을 변화시킬 수 있기 때문이다.[23]

식사 후의 만족감

신체의 영양적 요구에 부합하는 적절한 식사를 했다면, 당신은 깊은 만족감을 느낄 수 있을 것이다. 이 만족감이 있다면 다른 음식에 대한 욕구는 사라지고, 오직 편안함만이 남게 된다. 그 결과, 당신은 삶의 다른 영역에 집중할 수 있으며, 잠시 동안 음식에 대한 생각에서 벗어날 수 있을 것이다.

과식하지 않는 것은 매우 중요하다. 그렇게 해야 '배가 가득 찼다'는 느낌을 피할 수 있다. 음식에서 느끼는 쾌감을 주의 깊게 살펴보면 과식하지 않게 된다. 음식이 더 이상 즐겁지 않다면 자연스럽게 먹는 것을 멈추게 될 것이다. 쾌감의 유무는 몸이 필요로 하는 것을 알려주는 신호로 작용한다. 만약 신체가 특정 음식의 영양소를 여전히 필요로 한다면, 그 음식에 대한 즐거움이 계속 유지될 것이고, 따라서 계속해서 섭취하게 된다. 그러나 몸에 필요한 영양소가 충분히 공급되면 그 음식에 대한 즐거움은 사라지게 된다. 이 규칙의 예외는 단 것을 갈망하는 사람들이다.

달콤한 음식에 대한 갈망은 불안정한 혈당에서 비롯된다. 불안정한 혈당은 가공 탄수화물을 장기간 섭취할 때 발생하는데, 이는 신체의 혈당 조절에 부정적인 영향을 미친다.[20] 이러한 사람들은 가공 탄수화물의 섭취를 중단해야 하지만, 달콤하고 전분이 많은 음식, 특히 초콜릿에 대한 갈

1 Holistic Dental Care라고도 하며 치아 문제를 전체적인 신체 건강과의 상호 작용을 고려하여 종합적으로 바라보고 치료하는 개념이다. 한국에는 아직 이런 과정이 개설되어 있지 않다.

망이 강해 이를 실천하기 어려울 수 있다. 이런 경우, 비살균유로 만든 생버터(또는 코코넛 오일)와 비살균 꿀을 혼합해 섭취하는 것을 추천한다. 이를 휴대용 유리병에 담아 다니며 하루에 20~30분마다 몇 스푼씩 먹으면 혈당이 안정적으로 유지되고 초콜릿과 같은 단 음식에 대한 갈망을 극복할 수 있다. 혈당 조절 능력의 손상 정도에 따라 이 혼합물을 일주일, 한 달 또는 두 달 동안 섭취해야 할 수도 있다. 중요한 것은 이 시간을 활용해 기존의 식단을 개선하여 문제를 근본적으로 해결하는 것이다. 혈당 조절이 정상화되면 버터와 꿀 혼합물의 섭취를 점차 줄여 나가고, 결국에는 중단할 수 있을 것이다. 체내 혈당 조절을 정상화하는 데는 시간이 필요하며, 이를 효과적으로 해결하는 방법은 지방, 특히 동물성 지방의 섭취를 늘리는 것이다.[24] 따라서 식사 시 동물성 지방을 충분히 섭취하되, 본인이 즐거움을 느끼는 범위 내에서 조절하는 것이 중요하다. 이렇게 하면 가공 탄수화물을 식단에서 제외할 수 있을 것이다.

따라서 특정 음식에 대한 욕구와 후각, 미각과 그것을 먹은 후의 만족감은 우리의 친구들이다. 이러한 감각을 개발하고 우리의 이익을 위해 최대한 활용하도록 노력하자.

이 지혜를 어떻게 적용할까?

당신이 따르는 모든 식이요법은 고정된 것이 아니다. 각 개인의 몸과 그 몸이 필요로 하는 일상적인 요구에 맞춰 식단을 조정해야 한다. 식이요법에 관한 책들은 어떤 음식을 섭취할 수 있는지에 대한 정보를 제공하지만, 언제 어떤 음식을 얼마나 먹을지는 전적으로 당신에게 달려 있다! 음식에 대한 욕구, 후각, 미각, 그리고 만족감의 감각을 통해 신체의 요구를 주의 깊게 살펴보자. 예를 들어, 어떤 날에는 아침으로 사과 하나만 먹고 싶을 수도 있지만, 다음 날에는 달걀, 베이컨, 소시지, 그리고 야채로 가득한 풍성한 아침을 즐기고 싶을 수도 있다. 또 다른 예로, 어떤 날은 구운 돼지고기를 먹고 싶지만, 다른 날에는 고기 대신 야채와 요거트를 선택하는 것이 더 만족스러울 수 있다. 몸은 매 식사마다 단백질, 지방, 탄수화물을 어떤 비율로 섭취해야 하는지를 자연스럽게 알려줄 것이다. 이러한 조정이 가능한 이유는 신체가 필요로 하는 영양소를 인식하고, 그에 따라 적절한 음식을 선택하도록 안내하기 때문이다.

몸이 필요로 하는 것을 욕구를 통해 전달하는 방식에 대한 흥미로운 사례를 소개해 보겠다. 나는 산업형 가축사육 농업에 관한 영화를 보고 채식주의자가 되기로 결심한 젊은이를 알고 있다. 채식주의자가 된 한 달 후 그는 거리를 걷다가 한 가게에서 구운 닭고기 냄새를 맡았다. 그는 자신의 욕구를 알아차리기도 전에 구운 닭 한 마리를 사서 가게 밖에서 한꺼번에 먹어치웠다! 이것은 거의 황홀경 속에서 한 일이었고, 그는 이 행동을 통제할 수 없었다. 그 순간 그의 몸은 구운 통닭에서만 얻을 수 있는 특별한 영양분이 필요했던 것이다. 이는 단순히 닭 가슴살뿐만 아니라 껍질, 지방, 갈색 살코기, 연골 등 통닭 전체에서 얻을 수 있는 영양소를 포함한다.

각 개인은 고유한 존재이므로, 누구도 당신에게 적합한 음식 조합을 정확히 제시할 수 없다. 그러므로 자신의 욕구에 귀 기울이는 것이 중요하다. 당신의 욕구는 몸이 지금 이 특정 시기에 어떤 특정 영양소가 필요한지 말해주는 것이다. 당신이 만약 몸의 필요를 무시한다면, 당신은 전해질 균형이 깨지거나, 호르몬이 제대로 작동하지 않거나, 다른 것이 작동하지 않는 등의 문제가 발생할 수 있다. 기억하길 바란다, 당신의 몸은 우리가 지성과 과학으로 이해할 수 있는 것보다 훨씬 더 많은 것을 알고 있다는 점을 기억해야한다.

또한, 신체의 영양 요구는 항상 변하기 때문에 음식에 대한 욕구도 변한다. 아침에 만족스러웠던 음식이 점심에는 매력적이지 않을 수 있고, 점심에 맛있었던 음식이 저녁에는 싫게 느껴질 수도 있다. 이러한 감정과 욕구는 모두 중요하며, 이를 주의 깊게 살펴보는 것이 필요하다. 자신의 몸의 신호에 귀 기울이고 그에 따라 적절한 음식을 선택하는 것이 건강을 유지하는 데 꼭 필요하다. 이러한 느낌들은 모두 중요하며 당신은 여기에 귀 기울여야 한다!

각 개인은 독특한 존재이기 때문에, 한 사람에게 적합한 음식이 다른 사람에게는 전혀 맞지 않을 수 있다.

아기와 어린이는 어떨까?

아기와 어린이는 생후 몇 년 동안 주변 환경을 학습하는데, 이 과정에서 음식은 중요한 요소로 작용한다.[25] 생후 처음 몇 년 동안 고형식을 처음 도입하는 시점부터 어린이는 **음식과 긍정적인 관계**를 형성해야 한다. 이 시기에 이러한 관계를 발전시키는 것은 매우 중요하며, 이 단계를 놓치게 되면 여러 가지 문제가 발생할 수 있다. 이는 단순히 영양 공급의 문제를 넘어 행동, 태도, 감정, 심지어 학습에도 영향을 미칠 수 있다![26]

아기에게 고형식 음식을 처음 줄 때, **아기의 모든 감각 즉 촉각, 시각, 후각, 미각** 등이 사용되어야 한다는 점을 기억하자. 아기는 음식을 보며 손가락으로 만지고 음식의 온도, 질감, 향을 느껴야 한다. 그런 다음 팔과 손근육의 운동 수용체를 사용하여 음식을 자신의 입으로 옮겨야 한다. 이는 스스로 그렇게 하려는 아기의 자발적인 행동이어야 한다. 이것은 매우 중요하다! 그런 다음 아기들은 냄새를 맡고 맛을 볼 필요가 있다. 그 다음 씹고 삼킨다. 그러면 아기의 몸과 위가 이 음식이 그들의 내부기관과 온 몸에 어떤 영향을 줄지를 피드백해 줄 것이다. 여기까지 해야 이 과정의 완성이다! 이것은 아기의 작은 뇌가 처음으로 맞닥뜨리게 되는 매우 복잡한 감각적 자극이고 아기의 정상적 발달을 위해 반드시 필요하다. 이 과정에서 아이의 뇌에 새로운 수용체, 뇌신경들의 연결 및 뇌신경 중심(neuronal center)들이 형성되어 자라나는 아기의 감정 발달, 일반적인 성격 및 삶에 대한 태도에 깊은 영향을 미친다.[27]

이를 건강한 과정으로 만들기 위해서는 아기와 어린아이는 손으로 먹도록 하는 것이 꼭 필요하다! 사실, 이 단계에서 음식을 먹을 때 도구를 사용하고 '식탁을 깨끗하게 유지하는 것'에 너무 열중하는 것은 아기의 발달에 해롭다. 이 단계는 매우 짧으며 예의 바르게 '깨끗하게' 먹는 시기는 곧 올 것이다. 하지만 생후 2~3년 동안은 아이가 자유롭게 어지럽히며 음식을 먹는 것이 가장 바람직하다! 물론 숟가락을 한 손에 쥐여주고 다른 숟가락으로는 어른이 먹여준다. 하지만 음식은 아이 앞에 두고, 아이 손은 음식 속에 있어야 하며, 아이 스스로 음식을 먹는 데 깊이 관여해야 한다. 아기에게 다른 사람이 먹여만 주고 식사 과정에 온전히 아이가 참여하지 못하면 뇌는 제대로 발달하지 못하는데 제한된 감각적 자극만 받기 때문이다.[27] 식사 과정은 자발적인 경험이 되어야 하며, 아이가 적극적으로 참여하는 활동이어야 뇌가 새로운 수용체를 형성하고 새로운 뇌 신경 센터를 활성화할 수 있다. 같은 음식을 다르게 조리해서 주어도 아이에게는 새로운 경험이 된다. 예를 들어 구운 사과는 생사과나 사과파이와 매우 다르다. 심지어 품종만 달라도 다르게 인식될 수 있다. 따라서 다양한 요리법을 연구하여 아이에게 점진적으로 도입해야 한다.

많은 사람들이 음식이 우리 삶에서 얼마나 큰 부분을 차지하는지 깨닫지 못한다! 그리고 아기들에게 있어서 음식은 이 지구에서 아기가 체험하는 삶과 그들의 조화로운 발달의 큰 부분이다. 이 발달 단계는 그들의 감정과 성격을 다듬어주기 때문에 앞으로의 삶이 펼쳐질 방식에 영향을 줄 것이다.[27] 자녀가 어릴 때 이 발달 단계에 투자한다면, 자녀의 남은 인생 동안 큰 보상을 받을 수 있을 것이다! 음식과 건강한 관계를 발전시킬 수 있었던 아이들은 보통 긍정적이고 밝은 성격을 가지고 있다. 그들의 상황에 맞게 음식을 만지거나 탐색할 수 없었던 아이들은 발달이 제한된다. 그들은 세상에 대한 건강하지 못한 태도와 음식에 대한 부적절한 관계를 드러내며, 종종 까다로운 식습관, 섭식 장애 및 건강 문제로 이어진다.[27,28]

아이가 음식과 관련하여 정상적인 감각을 발달시키려면 아이에게 풍미와 맛이 가득한 자연스럽고 건강한 음식이 필요한데 건강한 음식이란 맛이 풍부하고 만족감을 주는 음식이다. 음식은 신선한 천연 재료로 집에서 만든 것이어야 한다! 일부 요즈음 엄마들이 아이를 위해 건강한 집밥으로 식사를 준비하는 데 노력을 기울이는 대신, 아이에게 포장된 가공 식품을 먹이면서 아이의 식탁 예절에만 열중하는 것을 보면 매우 속상하다. 엄마의 아이에 대한 사랑은 무엇보다도 우선적으로 음식을 통해 아이에게 전달되어야 한다. 엄마의 사랑은 태어난 순간부터 모유를 통해 아기에게 전해진다. 아기가 고형식을 먹을 준비가 되면, 엄마의 사랑은 사랑과 보살핌으로 아이를 위해 준비한 음식을 통해 흘러야 한다!

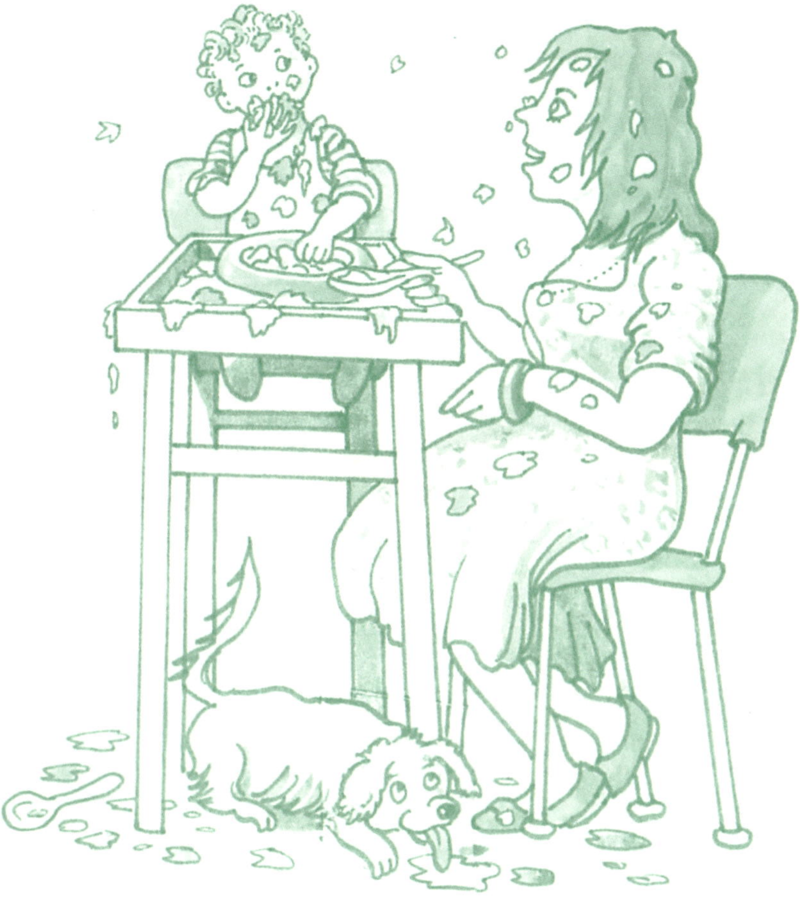

한 사람에게 좋은 고기가 다른 사람에게는 독이 될 수 있다

이 챕터를 마무리하며, 자연이 인간의 신체를 설계하는 데 수십억 년이 걸렸다는 점을 강조하고 싶다. 따라서 인간은 믿을 수 없을 만큼 지적인 존재이다! 이 지구상의 자연 식품도 같은 시간 동안 진화해왔으며, 각 개인의 신체 지능은 한 사람에게 적합한 음식이 다른 사람에게는 해로울 수 있음을 보여준다.[139]

우리는 이러한 자연 음식의 성분을 이해하고 있으며, 각자의 필요에 맞는 음식을 선택하는 방법도 알고 있다. 우리가 해야 할 일은 이 내적 지능을 존중하는 것이다! 후각, 미각, 음식에 대한 욕구, 그리고 음식을 통해 얻는 만족감을 바탕으로 언제, 무엇을, 어떻게 먹을지를 결정하자. 그리고 당신이 고유한 존재임을 기억하자. 이웃에게 적합한 음식이 당신에게는 전혀 맞지 않을 수 있다!

결론적으로

무지에서 출발한 행동보다 무서운 건 없습니다. .

요한 볼프강 폰 괴테

세상에는 채식주의에 대한 잘못된 정보가 많이 있다. 그러한 잘못된 정보 중 하나는 식물에서 모든 영양분을 얻을 수 있다는 것이다. 이것은 간단히 말해 사실이 아니다!

다음은 채식주의자들에게서 흔히 발견되는 영양 결핍증 중 일부이다.

비타민 B12 결핍은 식물성 식품을 먹는 사람들에게 매우 흔한데, 이 비타민은 전적으로 동물성 식품에서만 나오기 때문이다.[1] 이것은 우리 몸이 제대로 기능하는 데 가장 필수적인 물질 중 하나이다. 뇌와 나머지 신경계, 면역 체계 및 신체의 다른 모든 기관은 이 비타민이 필요하다. 우리의 혈액 구성은 비타민 B12 결핍에 특히 취약하여 이것이 결핍되면 악성 빈혈로 이어진다.[2] 사람들은 이 비타민을 보충제로 복용할 수 있지만, 이 보충제를 제대로 몸이 처리하려면 신체에 단백질이 필요하다.[1,2] 양질의 단백질은 주로 동물성 식품에서 얻어지기 때문에, 많은 채식주의자들은 비타민 B12를 보충제로 섭취해야 할 필요가 있다. 우리의 장내 세균총은 이 비타민을 생성하지만 불행히도 채식주의자를 포함한 현대 사회의 많은 사람들은 건강에 해로운 장내 세균총을 가지고 있다.[4] 모든 사람이 최소한 동물성 식품을 섭취하는 것이 필수이다! 달걀과 유제품을 먹는 채식주의자라도 이 비타민을 충족할 만큼 이러한 식품을 충분히 섭취하는지 확인할 필요가 있다.

동물 간은 단백질, 지용성 비타민 및 신체가 B12를 적절하게 사용하는 데 필요한 다른 모든 영양소와 함께 많은 양의 비타민 B12를 제공한다.[2,3] 암 치료를 위한 거슨 프로토콜[1](Gerson Protocol: 채식 프로토콜)의 창시자인 맥스 거슨(Max Gerson)조차도 환자의 식단에 생 간을 포함시켰다.[5]

비타민 A는 인체에 꼭 필요한 물질이다. 우리의 뇌, 눈, 면역 체계, 그리고 신체의 모든 세포는 구조와 기능을 위해 이 비타민이 필요하다.[6] 식물에는 기능성 비타민 A인 레티놀이 들어 있지 않다. 대신 카로티노이드가 들어 있는데, 건강한 신체는 이것을 레티놀로 전환할 수 있다.[7] 문제는 환경 독소와 영양 결핍이 이 전환을 차단할 수 있기 때문에 많은 사람들이 식물성 카로티노이드를 레티놀로 전환할 수 없다는 것이다. 카로티노이드가 풍부한 당근, 고구마, 케일 및 다른 식물을 많이 섭취함에도 불구하고 몸에 독성이 많은 사람은 비타민 A 결핍증을 겪는다. 활성 상태의 비타민 A는 동물성 식품에서만 발견되며, 그 중에서도 내장육, 특히 간이 가장 풍부한 공급원이다. 달걀과 버터에도 비타민 A가 상당량 들어 있다. 채식주의자는 이 사실을 알아야 하며 달걀, 기버터, 버터를 충분히 섭취해야 한다. 비타민 A가 부족해지면 면역 체계가 손상되어 감염의 가능성이 높아지므로 주의가 필요하다.[6,7] 문제는 채식주의자의 면역 체계가 외부 미생물에 대한 적절한 반응을 시작할 수 있는 상태가 아닌 경우가 매우 많다는 것이다. 우리가 감기에 걸렸을 때 고열, 두통, 콧물, 재채기 등 다양한 증상이 나타나는 것은 바이러스에 의해 발생하는 것이 아니다. 우리의 면역 체계가 이러한 불편한 증상들을 유발하는 것은 바이러스와 싸우고 있는 중이기 때문이다. 일부 완전 채식주의자들인 비건들은 '감기에 결코 걸리지 않는다'고 주장하기도 한다. 실제 바이러스가 침투했더라도 그들의 면역 체계는 침투한 바이

1 1930년대 독일 의사 거슨이 창안한 암과 만성질환 치료를 위한 식이요법으로 주로 채식과 영양 보충제, 간해독, 커피관장을 골자로 하는 접근법이다.

러스바이러스에 대한 방어를 시작할 수 없다. 바이러스는 몸속에 침투하여 자리를 잡지만, 면역 체계가 약할 경우에는 아무런 증상도 나타나지 않을 수 있다.

비타민 D는 동물성 식품에만 존재하며, 생선 간과 기름진 생선이 가장 풍부한 공급원이다.[1,7] 우리가 일광욕을 하면 피부의 콜레스테롤이 비타민 D로 변환되기 때문에 이 비타민을 '햇빛 비타민'이라고 한다. 식물성 식품에는 콜레스테롤이 포함되어 있지 않기 때문에, 식물성 식단을 따르는 사람들은 체내에서 콜레스테롤을 적극적으로 생성하여 피부로 보내 비타민 D로 전환해야 한다. 목초지에서 자란 조류의 알에는 비타민 D가 풍부하게 들어 있으며, 우유와 버터도 마찬가지이다. 젖소나 염소는 목초지에서 햇빛을 받으며 풀을 먹어야 그들의 우유에 비타민 D가 포함된다. 체내 비타민 D가 부족하면 신체 기능이 제대로 작동하지 않게 되며, 이 비타민의 다양한 영향 때문에 연구자들은 이를 '호르몬'으로 간주한다. 비타민 D가 신체에 미치는 영향이 매우 많고 중대하기 때문이다.[1,6,7] 비타민 D가 없으면 뼈를 형성할 수 없으며, 결핍 시 골다공증, 구루병, 골연화증 등의 문제가 발생한다. 또한 심장병, 당뇨병, 암 등 여러 퇴행성 질환과도 낮은 비타민 D 수치가 관련이 있다. 비타민 D 결핍은 신경 및 정신 질환과도 관련이 있다.[7,8] 따라서 채식주의자는 양질의 달걀과 유제품을 섭취하고, 가능한 한 많은 일광욕을 통해 비타민 D 수치를 정상으로 유지해야 한다.

결론적으로 연구에 따르면 서구 인구의 대부분은 비타민 D 수치가 낮다. 이러한 결핍은 우리가 햇빛이나, 콜레스테롤에 대한 두려움이 만연한 사회에 살고 있기 때문에 놀라운 일이 아니다.[9] 햇빛은 우리에게 꼭 필요하지만, 사람들은 오랜 기간 햇빛과 콜레스테롤을 반대하는 잘못된 선전에 시달려 왔다. 이 주제를 자세히 다루는 것은 이 책의 범위를 벗어난다. 이 주제를 잘 이해하려면 나의 책 〈*심장의 건강은 무엇을 먹는지에 달려있다: Put your heart in your mouth*〉를 읽어보길 바란다. 일부 버섯은 자외선에 노출되면 비타민 D를 생성할 수 있다. 문제는 버섯이 생성하는 비타민 D가 자연적인 형태인 D3(동물성 비타민 D인 콜레칼시페롤)와는 다른 D2(식물성 비타민 D인 에르고칼시페롤)라는 점이다. D2는 체내에서 D3와 동일한 방식으로 자연스럽게 작용하지 않는다는 것이다.[10]

비타민 K2는 동물성 식품에서 유래하며 건강한 장내 세균총에서 생성된다.[10] 이것은 식물에서 유래하는 비타민 K1과는 다르다. K2은 혈액 응고에 중요한 역할을 하는 반면, K2는 신체에서 다양한 기능을 수행한다. 예를 들어, K2가 결핍되면 칼슘이 뼈와 치아에 들어가지 않고 연조직(동맥벽, 뇌의 송과선, 신장과 간의 결석)에 축적되는 반면 뼈와 치아는 칼슘 부족으로 골다공증 및 충치가 발생한다.[11] 거위 간, 전통적인 고지방 치즈, 달걀 노른자, 버터, 육류 및 동물 간은 이 비타민의 가장 풍부한 공급원이다. 비타민 K2를 대량으로 제공하는 유일한 식물성 식품은 일본의 발효 콩 식품인 낫또이다.[12] 채식주의자는 충분한 비타민 K2를 섭취하기 위해 매일 낫또를 먹어야 하며, 양질의 달걀과 치즈도 먹어야 한다. 발효 식품에는 미생물들이 생산하는 이 비타민이 상당량 포함되어 있다.[13] 전통 문화에서 건강한 채식주의자는 항상 발효 식품을 섭취하였다. 전통적 발효식품으로 잘 알려진 것에는 사우어크라우트와 김치, 케피어와 치즈, 발효 곡물과 발효 콩, 발효 음료 등이 있다.

아연은 인간에게 가장 중요한 미네랄 중 하나이다.[14] 아연은 수백 가지 효소의 활동에 관여하며, 인체의 여러 기관과 호르몬 구조에 필수적인 요소이다. 동물성 식품, 특히 해산물에는 이 미네랄이 풍부하게 포함되어 있는 반면, 식물성 식품에는 아연이 거의 포함되어 있지 않다.[10] 완전 채식 기반의 식단으로는 신체에 필요한 충분한 아연을 공급하기 어렵다! 아연 결핍은 면역력 저하, 식욕 감소, 다양한 정신적 문제, 소화 기능 저하, 미각 감소, 피부 및 신체의 다른 부분에 문제를 일으킬 수 있다. 달걀 노른자와 우유에는 소량의 아연이 포함되어 있지만, 아연의 가장 풍부한 공급원은 굴, 게, 새우와 같은 해산물, 동물의 간, 그리고 붉은 육류이다.[15]

기타 비타민과 미네랄, 단백질, 천연 지방의 결핍은 채식주의자들에게 흔하다. [16] 이러한 라이프스타일을 선택한 사람들은 음식의 가치를 공부하고 신체에 적절한 영양을 공급하기 위해 매일 무엇을 먹을지 신중하게 생각해야 한다. 이런 계획이 없다면 채식주의자는 여러 영양 결핍증과 퇴행성 질환이 생기기 쉽다. 채식주의자(또는 비건)가 되는 것을 고려하고 있다면, 나는 17세의 리에 케이스(Lierre Keith)가 쓴 〈*채식주의 신화. 음식, 정의, 지속가능성: The Vegetarian myth. Food, Justice and sustainability*〉라는 훌륭한 책을 추천한다.[17] 저자는 비건이 얼마나 잘못된 생각인지 깨닫기까지 비건으로 거의 20년을 살았다! 이 책은 채식주의자가 되기로 결심한 당신이 어떤 선택을 하게 되었는지를 명확히 이해할 수 있도록 도와줄 것이다.

현대 사회에서는 채식주의와 비건주의가 점점 더 인기를 끌고 있으며, 주류 미디어는 이러한 삶의 방식에 대해 장밋빛 그림을 제시하고 있다. 그러나 많은 사람들이 감정적, 정치적 또는 기타 이유로 인해 충분한 이해 없이 이러한 라이프스타일을 선택한다.[18]

의사들은 진료실에서 식물성 식단으로 살아가면서 심각한 정신적, 신체적 퇴보를 겪는 사람들이 점점 더 많아지고 있음을 보고 있다. 채식주의와 비건주의로 인해 신경성 식욕 부진증, 우울증, 정신 분열증 및 기타 정신 질환으로 고통받는 젊은이들을 보는 것은 특히 슬픈 일이다. 이러한 환자 중 다수는 이 라이프스타일을 선택하기 전에는 완벽하게 건강하였다! 불행히도, 일단 병에 걸리면 그들을 돕는 것이 매우 어렵다.

당신의 건강을 파괴하는 건 참 쉽다!

그러나 건강을 되찾는 것은 훨씬 더 어렵다!

누군가가 나에게 "저는 오랫동안 비건을 해 온 사람들을 알고 있는데, 그들은 어떻게 살아남았을까요?" 라고 한 번 물어본 적이 있다. 당신은 당신의 몸을 무엇이로든 살아남게 강제할 수 있다! 아무것도 먹지 않는 단식을 한 번 살펴보자. 수년 동안 전혀 음식을 먹지 않았다고 알려진 가톨릭의 남녀 성인(saint)에 대한 종교적 기록이 있다. 시에나의 성 캐서린(St. Catherine of Siena: 1380년 사망)은 약 15년 동안 극단적인 단식을 했고, 성 리드비나(St.Lidwina: 1433년 사망)는 28년 동안 아무것도 먹지 않았고, 시복자[2]인 니콜라스 폰 플루(Blessed Nicholas von Flue: 1487년 사망)는 19년 동안 아무것도 먹지 않았으며, 가경자[3] 도메니카 달 파라디소(Vener able Domenica dal Paradiso: 1553년 사망)도 20년 동안 아무것도 먹지 않았고, 그 외 다른 사람들도 있다고 한다.[19] 물론, 그것은 오래전의 일이고 사실이 아닐 수도 있다. 하지만 오늘날 인도의 요기[4]들은 아무것도 먹거나 마시지 않는 것으로 보인다. 2010년 인도 국방 생리학 및 관련 과학 연구소(DIPAS: Defense Institute of Physiology and Allied Sciences)의 의료진팀이 요기 중 한 명에 대한 연구를 수행하였다.[20] 그의 이름은 프랄라드 자니(Prahlad Jani)였으며 당시 83세였고 구자라트주의 사원 마을인 안바지(Anbaji)에서 태어났다. 그의 추종자들은 그가 70년 동안 먹거나 마시지 않았다고 주장하였다. 그를 병원에서 2주 동안 관찰하였는데(CCTV 카메라와 정기적인 건강 검진을 통해), 의료팀은 그가 아무것도 먹거나 마시지 않

2 가톨릭의 시성 과정에서 기적이 인정되어 공경받는 이에게 붙여지는 호칭이다.

3 가톨릭에서 존경할 만한, 숭배할 만한 이라는 뜻을 가지고 있으며, 시성 과정에서 영웅적인 덕성이 인정되어 교황청의 공식적인 칭호를 받은 사람에게 붙여지는 호칭이다.

4 요기(Yogi)는 인도에서 명상과 정신 수련을 통해 깨달음을 추구하는 사람들을 일컫는 말이다.

았고, 심지어 물도 마시지 않았으며, 변이나 소변도 보지 않았다는 것을 확인해주었다. 단식은 신체에서 특정한 생화학적 변화를 일으킨다. 연구자들은 이 남자에게서 어떤 것도 발견하지 못하였다. 그가 조사 전에 먹고 있었고 병원에 와서야 단식을 시작했다면, 그의 신체는 그 상태에 맞는 생화학적 변화를 보였을 것이다. 그는 자신이 프라나(prana), 즉 우주의 에너지 장에서 살았다고 주장하였다.[19,20] 이 연구는 두 번 반복되었다. 따라서 인간은 실제로 오랜 시간 동안 음식이나 음료 없이도 생존할 수 있을지도 모른다. 예술가 빈센트 반 고흐는 생애 후반에 너무 가난해서 그가 그림에 사용한 페인트를 제외하고는 사실상 아무것도 먹지 않았다고 전해진다.[21] 페인트의 납이 그를 중독시켜 정신 질환을 일으켰다고 생각되었지만 어쨌든 그는 생존하고 있었다. 비건들은 신체를 정화하는 음식들만 먹으며 살도록 신체를 강제하기 때문에 많은 비건들이 '피로해 보이고' 심각한 영양실조에 시달린다.

인간은 어떻게든 살아남을 수 있다! 하지만 우리가 생존에 대해서만 이야기하고 있는 것은 아니지 않는가? 우리는 최상의 신체적, 정신적 건강을 유지하며 삶을 즐기고 성공할 수 있는 충분한 에너지에 대해 논의하고 있다. 또한 사랑을 찾고, 가족을 이루며, 아름다운 자녀를 낳고 양육하는 데 필요한 자원에 대해서도 이야기하고 있다. 내가 원하는 것은 우리 삶의 풍요롭고 멋진 경험에 대해 이야기하는 것이다.

행복한 삶에 대한 당신의 생각이 세상에서 물러나 동굴에서 사는 것이라면, 아마도 당신의 몸을 생존만 할 정도의 수준으로 유지하는 것이 당신에게 옳은 일일지도 모른다. 하지만 당신이 이 활동적인 세상에서 살며 인간 활동에 참여하고 싶다면, 당신은 이 세상이 바라는대로 당신의 몸을 돌볼 필요가 있다.

당신의 몸은 당신을 사랑하고 당신을 완전히 신뢰한다. 당신이 어떤 것이 필요하든 몸은 당신을 위해 해줄 것이다. 하지만 당신도 몸을 사랑해야 하지 않을까? 당신도 몸을 존중과 보살핌으로 대해야 하지 않을까? 몸에 제대로 영양을 공급하는 것은 몸이 마땅히 받아야 할 사랑과 존중을 보여주는 것이다.

나는 20 세기 초에 전통 문화를 연구하기 위해 전 세계를 여행했던 훌륭한 과학자이며 치과의사인 웨스턴 프라이스(Weston A. Price)가 쓴 훌륭한 글을 인용하며 이 책을 마무리하고 싶다. 그는 완전한 채식에 기반한 건강한 사람들을 찾고 있었다. 그러나 그는 그러한 사람들을 찾지 못하였다! 결국 그는 이렇게 결론지었다. '아직까지 식물성 식품만 먹고 살면서 훌륭한 신체를 만들고 유지하는 원시 인종 집단을 하나도 찾지 못했습니다. 저는 세계 곳곳에서 식물성 식품으로만 식단을 꾸려야 한다고 주장하는 독실한 종교인들을 만났습니다. 오랫동안 이러한 가르침을 따라온 집단의 모든 사례에서 저는 퇴화의 증거를 발견했습니다.'[22]

친애하는 독자 여러분!

이 책이 채식 라이프스타일이라는 주제에 대해 명확한 관점을 당신에게 알려 주었으면 한다. 당신이 스스로 어떤 선택을 하든 우리 모두가 아름다운 지구의 건강에 책임이 있다는 것을 명심하자.

지구는 우리의 집이고, 우리는 지구를 돌봐야 한다!

산업적 규모로 식물을 재배하는 것은 우리의 집인 지구를 파괴한다. 하지만 한 번에 한 끼씩 식단을 바꿔 이러한 산업형 식물 재배에 따라오는 파괴적 과정을 역전시키는 것은 우리 손에 달려 있다.

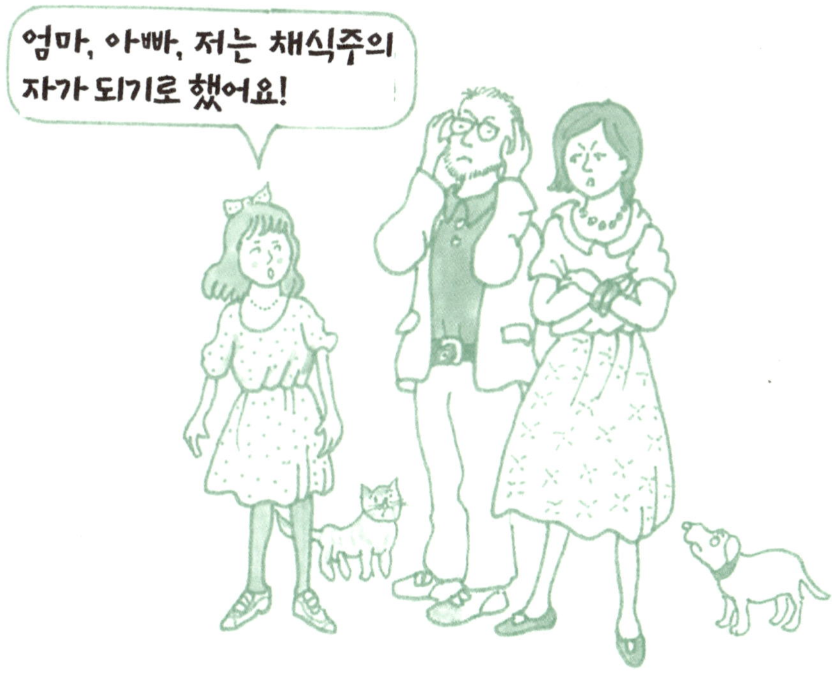

참조문헌

서문

1. Vegetarianism by country. https://en.wikipedia.org/wiki/Vegetarian-ism_by_country
2. Fallon S. Twenty-two reasons not to go vegetarian. *Wise traditions in food, farming and healing arts.* Spring 2008; vol 9; 1:37-48.

문제의 핵심

1. Levenstein H.: 'Paradox of Plenty', p.106-107. University of California Press, 2003.
2. Most packaged supermarket food is unhealthy - study. http://www.radionz.co.nz/news/national/280056/%27super market-food-largely-unhealthy%27.
3. Ultra processed foods prevalent and unhealthy research. http://www.sciencemediacentre.co.nz/2015/07/30/ultra-processed-foods-prevalent-unhealthy-research/.
4. Harcombe Z. *The obesity epidemic.* 2010. Columbus Publishing.
5. Price WA. *Nutrition and physical degeneration. A comparison of primiti ve and modern diets and their effects.* 1938. Price.
6. Bhatia LA. *Textbook of environmental biology.* 2010. International Pub lishing House.
7. Sejrsen K., Torben Hvelplund, Mette Olaf Nielsen. *Ruminant Physiolo gy: Digestion, metabolism and impact of nutrition on gene expression, im munology and stress.* 2006. Wageningen Academic Publisher.
8. Garrow JS, James WPT, Ralph A. *Human nutrition and dietet-ics.* 2000. 10th edition. Churchill Livingstone.
9. Hungate RE. *The rumen and its microbes.* 1966. Academic Press. New York and London.
10. Comparative digestion. *Veterinary Science.* http://vetsci. co.uk/2010

/05/14/comparative-digestion/

11. Guyton and Hall (2011). *Textbook of Medical Physiology.* U.S.: Saunders Elsevier.
12. Saxena R, Sharma VK (2016). '*A Metagenomic Insight Into the Human Microbiome: Its Implications in Health and Disease*'. In D. Kumar, S. Antonarakis. Medical and Health Genomics. Elsevier Science.
13. Plant Foods for Human Nutrition. *International Journal presenting res earch on nutritional quality of plant foods.* ISSN: 0921-9668
14. Hoffman JR et al. Protein - which is best? *J Sports Sci Med.* 2004 Sep; 3(3). Published online 2004 Sep1.
15. Enig MG. *Know Your Fats: The Complete Primer for Understanding the Nutrition of Fats, Oils, and Cholesterol.* Bethesda Press, Silver Spring, MD, 2000.
16. Pizzorno JE, Murray MT. *Textbook of natural medicine.* 4th edition, 2012.
17. Price WA, Studies of Relationships Between Nutritional Deficiencies and (a) Facial and Dental Arch Deformities and (b) Loss of Immunity to Dental Caries Among South Sea Islanders and Florida Indians. Den tal Cosmos. 1935;77(11):1033-45.
18. Erasmus U. *Fats that heal, fats that kill.* 1993. Alive books.
19. Oregon State University. 'Eat Your Broccoli: Study Finds Strong Anti-Cancer Properties In Cruciferous Veggies'. *Science Daily.* 18 May 2007.
20. Ambrosone CB, Tang L. Cruciferous vegetable intake and cancer pre vention: role of nutrigenetics. Cancer Prev Res (Phila Pa). 2009 Apr;2(4):298-300. 2009.
21. Cheney G. Vitamin U therapy of peptic ulcer. *Calif Med.* 1952 Oct;77(4):248-52.
22. Blomhoff R, Carlsen MH, Andersen LF, Jacobs DR. Health benefits of nuts: potential role of antioxidants. *Br J Nutr.* 2006 Nov;96 Suppl 2:S52-60. 2006. PMID:17125534.
23. Gerson C and Walker M. *The Gerson Therapy. The amazing nutritional programme for cancer and other illnesses.* 2001. Twin Streams Kensingt on Publishing.
24. Slavin J. Fiber and prebiotics: mechanisms and health bene-fits. Nutri ents. 2013 Apr; 5(4): 1417-1435.
25. Garsed K, Scott BB. (February 2007). 'Can oats be taken in a gluten-free diet? A systematic review'. *Scand. J. Gastroenterol.* 42 (2): 171-8.

26. Cordain L. Cereal grains: humanity's double-edged sword. *World Rev Nutr Diet* 1999; 84:19-73.
27. Enig MG. *Know Your Fats: The Complete Primer for Understanding the Nutrition of Fats, Oils, and Cholesterol.* Bethesda Press, Silver Spring, MD, 2000.
28. Pizzorno JE, Murray MT. *Textbook of natural medicine.* 4th edition, 2012.
29. Ephrata Cloister in 1732 promoted celibacy and veganism. https://en.wikipedia.org/wiki/Ephrata_Cloister
30. Mascarenhas et al. 2012. National, Regional, and Global Trends in Inf ertility Prevalence Since 1990: A Systematic Analysis of 277 Health Su rveys.
31. Chavarro JE et al. A prospective study of dairy foods intake and anov ulatory infertility. *Human Reproduction,* issue 28, Feb 2007.
32. Ravnskov U. *The Cholesterol Myths. Exposing the fallacy that saturated fat and cholesterol cause heart disease.* 2000. NewTrends Publishing.
33. Caspermeyer J. Are *We What We Eat? Evidence of a Vegetarian Diet Pe rmanently Shaping the Human Genome to Change Individual Risk of Cancer and Heart Disease.* Molecular Biology and Evolution. 2016-06-21.
34. Most packaged supermarket food is unhealthy - study. http://www.radionz.co.nz/news/national/280056/%27 supermarket-food-largely-unhealthy%27.
35. Garrow JS, James WPT, Ralph A. *Human nutrition and dietet-ics. 2000.* 10th edition. Churchill Livingstone.
36. Geary A. *The food and mood handbook.* 2001. Thorsons.
37. Fallon S, Enig M. Nourishing Traditions. *The cookbook that challenges politically correct nutrition and the diet dictocrats.* 1999. New Trends Pu blishing, Washington DC 20007.
38. Price WA. *Nutrition and physical degeneration. A comparison of primiti ve and modern diets and their effects.* 1938. Price.
39. Rogers S. *Tired or toxic? A blueprint for health.* 1990. Prestige Publishe rs.
40. Campbell-McBride N. *Gut and psychology syndrome. Natural treatme nt for autism, dyspraxia, dyslexia, ADD/ADHD, depres-sion and schizop hrenia.* 2010. Medinform Publishing.

당신이 먹는 음식은 어디에서 오는가?

1. Levenstein H. 'Paradox of Plenty', p.106-107. University of California Press, 2003.
2. Jamison JR. Counteracting nutritional misinformation: a curricular proposal. *J Manipulative Physiol Ther.* 1990 Oct;13(8):454-62.
3. FAO (2011). World livestock 2011: Livestock in food secu-rity. UN Food and agriculture organisation (FAO), Rome.
4. Steinfeld H, Gerber P, Wassenaar T, Castel V, Rosales M and De Haan C. (2006) Livestock's Long Shadow: environmental issues and options, FAO, Rome.
5. Farm Subsidies Over Time. *The Washington Post.* 2 July 2006. Retriev ed 12 April 2012.
6. Salatin J. *You Can Farm: The Entrepreneur's Guide to Start & Succeed in a Farming Enterprise.* 2006. Polyface, Inc.
7. Undersander D. "Pastures for Profit, a guide to rotational grazing" (PDF). USDA-NRCS. *University of Minnesota extension service.* Retriev ed 10 December 2015.
8. Salatin J. *Pastured poultry profits.* 1996. Polyface, Inc.
9. Harvey G. *We want real food.* 2006. Constable. London.
10. http://www.foodrenegade.com/usda-guts-organic-standards/
11. Who's keeping organic food honest? http://ensia.com/voices/whos-keeping-organic-food-honest/
12. *Organic Production/Organic Food: Information Access Tools.* Compiled by Mary V. Gold. Alternative Farming Systems Information Center.
13. *10 ways vegetarianism can save the planet.* https://www. theguardian.com/lifeandstyle/2010/jul/18/vegetarianism-save-planet-environment.
14. Byrnes S. Myths & Truths *About Vegetarianism.* Originally published in the Townsend Letter for Doctors & Patients, July 2000. Revised Ja nuary 2002. http://www.weston-aprice.org/health-topics/abcs-of-nutrition/myths-of-vegetarianism/
15. *Industrial Agriculture.* The outdated, unsustainable system that domi nates U.S. food production. Union of concerned scientists. http://www.ucsusa.org/our-work/food-agriculture/our-failing-food-system/industrial-agriculture
16. How soil is destroyed. FAO Corporate Document Repository. http://www.fao.org/docrep/t0389e/t0389e02.htm

17. Harvey G. *The carbon fields.* How our countryside can save Britain. 2008. GrassRoots.
18. Savory A. *Holistic Management. A new framework for decision making.* 1999. Island Press.
19. Savory A et al. Moving the World Toward Sustainability. *Green Mon ey Journal.* www.greenmoney.com.
20. Rales MJ. An inconvenient cow. The truth behind the U.N. assault on ruminant livestock. Wise Traditions in food, farm-ing and healing arts. Spring 2008; 16-23.
21. "The Great Plains: from dust to dust". *Planning Magazine.* December 1987. Archived from the original on October 6, 2007. Retrieved Dece mber 6, 2007.
22. Brady NC, Weil RR. (1999). *The nature and properties of soils.* Upper Sad dle River, N.J.: Prentice Hall, Inc.
23. De Macedo JR, Do Amaral Meneguelli, Ottoni TB, Araujo Jorge Araú jo, de Sousa Lima J. (2002). "Estimation of field capacity and moisture retention based on regression analy-sis involving chemical and physi cal properties in Alfisols and Ultisols of the state of Rio de Janeiro". *Co mmunications in Soil Science and Plant Analysis.* 33 (13-14): 2037-2055.
24. *Water Pollution by Agricultural Chemicals.* By Dr Stephen R. Overma nn, Southeast Missouri State University. http://wps. prenhall.com/ wps/media/objects/1027/1052055/Regional_ Updates/ update30.htm
25. Table of Regulated Drinking Water Contaminants. US Environment al Protection Agency. https://www.epa.gov/ground-water-and-drinking-water/table-regulated-drinking-water-contaminants
26. Change in species. The University of Reading. http://www. ecifm.rdg. ac.uk/species_decline.htm
27. Sager J. Monsanto controls both the White House and the US Congre ss. No matter who wins the presidential election, Monsanto benefits. *Global Research,* May 24, 2014. thepro-gressivecynic.com
28. Roberts P. *The end of food.* 2008. Houghton Mifflin Company.
29. India is overproducing and wasting grain now, which is damaging soil and will result in lower future food produc-tion. April 2014. Cove rage of Disruptive Science and Technology. http://www.next bigfutu re.com/2013/04/india-is-overproducing-and-wasting.html
30. Harvey G. *We want real food.* 2006. Constable. London.
31. Gurian-Sherman D. April 2008. CAFOs Uncovered: The Untold Costs of Confined Animal Feeding Operations, Union of Concerned Scienti

sts, Cambridge, MA.

32. Salatin J. *You Can Farm: The Entrepreneur's Guide to Start & Succeed in a Farming Enterprise.* 2006. Polyface, Inc.
33. Burkholder JA et al. Impact of waste from concentrated animal feedi ng operations on water quality. *Environ Health Perspect.* 2007 Feb; 115(2):308-312.
34. Mail Online, October 4 2016. Thought 'free range' meant natural? How 'secret' additives are given to chickens to make their egg yolk br ight yellow. http://www.dailymail.co.uk/news/article-3457452/ How-secret-additives-given-chickens-make-egg-yolk-bright-yellow.html
35. Daniel KT. *The Whole Soy Story.* 2006. New Trends Publishing.
36. Fallon S, Enig M. *Nourishing Traditions. The cookbook that challenges politically correct nutrition and the diet dictocrats.* 1999. New Trends Pu blishing, Washington DC 2007.
37. Fresh, Unprocessed (Raw) Whole Milk: Safety, Health and Economic Issues (An Overview) by the Weston A. Price Foundation, 2009 Post ed on November 19, 2009. Last Modified on February 5, 2014. http:// www.realmilk.com/safety/fresh-un processed-raw-whole-milk/
38. Dangers of Milk and Dairy Products - The Facts. By Dave Rietz. www. notmilk.com
39. A Campaign for Real Milk PowerPoint (9.4MB PPT) by the Weston A. Price Foundation, September 2011 Update.
40. Raw Milk Laws State-by-State (as of Apr. 19, 2016) http://milk.procon. org/view.resource.php?resourceID= 005192
41. *Safe imports of milk and dairy products. EUR Lex. Access to European Un ion law.* http://eur-lex.europa.eu/legal-content/EN/TXT/?uri= URISER V%3Asa0020
42. Raw Milk: What the Scientific Literature Really Says. A Response to Bill Marler, JD. Prepared by the Weston A. Price Foundation.http:// www.realmilk.com/wp-content/uploads/2012/11/ ResponsetoMarler ListofStudies.pdf
43. A campaign for real milk. Weston A. Price Foundation. http://www. food.gov.uk/sites/default/files/multimedia/pdfs/publication/raw-milk-weston-foundation-presentation.pdf
44. Schmid R. *The untold story of milk. The history, politics and science of nature's perfect food: raw milk from pastured cows.* New trends publish ing. 2009.
45. Ballard O et al. *Human Milk Composition: Nutrients and Bioactive Facto*

rs. *Pediatr Clin North Am.* 2013 Feb; 60(1): 49-74.

46. Ellis, Path, Montegriffo. Veganism: Clinical findings andinvestigations. *Amer J Clin Nutr,* 1970, 32:249-255.

음식, 훌륭한 음식!

1. Michalak J et al. Vegetarian diet and mental disorders: results from a representative community survey. Int J Behav Nutr Phys Act. 2012; 9: 67. Published online 2012 Jun 7. doi: 10.1186/ 1479-5868-9-67.
2. Craig WJ. Nutrition Concerns and Health Effects of Vegetarian Diets. Nutr Clin Pract. 2010;25:613-620. doi: 10.1177/ 0884533610385707.
3. Campbell-McBride N. Gut and psychology syndrome. Natural treatment for autism, dyspraxia, dyslexia, ADD/ADHD, depres-sion and schizophrenia. 2010. Medinform Publishing.

가공식품

1. Common Methods of Processing and Preserving Food. Streetdirectory.com. April 7, 2015.
2. Food Processing Lesson Plan. Johns Hopkins Bloomberg School of Public Health. April 7, 2015.
3. Levenstein H.: 'Paradox of Plenty', p.106-107. University of California Press, 2003.
4. Most packaged supermarket food is unhealthy - study. http://www.radionz.co.nz/news/national/280056/%27 supermarket-food-largely-unhealthy%27.
5. Ultra processed foods prevalent and unhealthy research. http://www.sciencemediacentre.co.nz/2015/07/30/ultra-processed-foods-prevalent-unhealthy-research/.
6. Gracy-Whitman L, Ell S. Artificial colourings and adverse reactions. BMJ 1995; 310:1204.
7. Rogers S. Tired or toxic? A blueprint for health. 1990. Prestige Publishers.
8. Rowe KS, Rose KJ. Synthetic food colouring and behaviour: A dose response effect in a double-blind, placebo-controlled, repeated-measures study. Journal of Paediatrics 12: 691-698, 1994.

9. Rowe KS. Synthetic food colouring and hyperactivity: a double-blind crossover study. Aust Paediatr J, 24: 143-47, 1988.
10. Boris M, Mandel F. Food and additives are common causes of the atte ntion deficit hyperactive disorder in children. Annals of Allergy 72: 462-68, 1994.
11. Rea WJ. Chemical Sensitivity. Vols. 1,2,3,4. Lewis, Boca Raton, 1994-1998.
12. Guyton and Hall (2011). Textbook of Medical Physiology. U.S.: Saund ers Elsevier.
13. Garrow JS, James WPT, Ralph A. Human nutrition and dietet-ics. 2000. 10th edition. Churchill Livingstone.
14. Mirkkunen M. (1982). Reactive hypoglycaemia tendency among hab itually violent offenders. Neuropsychopharmacol 8:35-40.
15. Geary A. The food and mood handbook. 2001. Thorsons.
16. Foster-Powell K, Holt SH, Brand-Miller JC. International table of glyce mic index and glycemic load values: 2002. Am J Clin Nutr 2002; 76:5-56.
17. Pizzorno JE, Murray MT. Textbook of natural medicine. 4th edition, 2012.
18. O'Hara AM, Shanahan F. The gut flora as a forgotten organ. EMBO re ports. 2006; 7 (7): 688-693.
19. MacDougall R (13 June 2012). "NIH Human Microbiome Project defin es normal bacterial makeup of the body". NIH. Retrieved 2012-09-20.
20. Eaton KK. Sugars in food intolerance and abnormal gut fermentati on. J Nutr Med 1992;3:295-301.
21. Fayemiwo SA et al. Gut fermentation syndrome. African J Cl Exp Mic robiol, Vol 15, No 1 (2014).
22. Bivin WS et al. Production of ethanol from infant food formulas by common yeasts. J Appl Bacteriol, Vol 58, 4, pp 355-357, April 1985.
23. Round JL, Mazmanian SK. (2009). "The gut microbiota shapes intesti nal immune responses during health and disease". Nature Reviews: Immunology, 9 (5): 313-323.
24. Yudkin J. Pure, white and deadly. How sugar is killing us and what we can do to stop it. 2012.
25. Hurst AF, Knott FA. Intestinal carbohydrate dyspepsia. Quart J Med 1930-31;24:171-80.
26. Fallon S, Enig M. Nourishing Traditions. The cookbook that challeng

es politically correct nutrition and the diet dictocrats. 1999. New Trends Publishing, Washington DC 20007.

27. Sandstead HH. Fibre, phytates, and mineral nutrition. Nutr Rev 1992; 50:30-1.
28. Freed DL. Lectins in food: their importance in health and disease. J Nutr Med 1991; 2: 45-64.
29. Freed DL. Do dietary lectins cause disease? Br Med J 1999; 318(71090):1023-4.
30. Pusztai A, Ewen SW, Grant G. et al. Antinutritive effects of wheat-germ agglutinin and other N-acetylglucosamine-specific lectins. Br J Nutr 1993; 70: 313-21.
31. Cordain L. Cereal grains: humanity's double-edged sword. World Rev Nutr Diet 1999; 84:19-73.
32. Pizzorno JE, Murray MT. Textbook of natural medicine. 4th edition, 2012.
33. Enig MG. Know Your Fats: The Complete Primer for Understanding the Nutrition of Fats, oils, and Cholesterol. Bethesda Press, Silver Spring, MD, 2000.
34. Centers for Disease Control and Prevention (1994). "Documentation for Immediately Dangerous To Life or Health Concentrations (IDLHs) - Acrylamide". http://www. cdc. gov/ niosh/idlh/79061.html
35. Xu Y et al (Apr 5, 2014). "Risk assessment, formation, and mitigation of dietary acrylamide: Current status and future prospects.". Food and chemical toxicology: an international journal published for the British Industrial Biological Research Association 69C: 1-12.
36. Tareke E, Rydberg P et al. (2002). "Analysis of acrylamide, a carcinogen formed in heated foodstuffs". J. Agric. Food. Chem. 50 (17): 4998-5006.
37. COMA Report. Dietary sugars and human disease: conclu-sions and recommendations. Br Dent J. 1990; 165:46.
38. http://www.statista.com/statistics/249681/total-consump-tion-of-sugar-worldwide/
39. Berg JM, Tymoczko JL and Stryer L. Biochemistry, 2006.
40. Tran G, 2015. Sugarcane press mud. Feedipedia, a programme by INRA, CIRAD, AFZ and FAO. http://www.feedipedia.org/node/563 Last updated on May 27, 2015, 18:02.
41. Dowling RN. (1928). Sugar Beet and Beet Sugar. London: Ernest Benn Limited.

42. Altura BM, Zhang A, Altura BT. Magnesium, hypertensive vascular di seases, atherogenesis, subcellular compartmenta-tion of Ca2+ and Mg2+ and vascular contractility. Miner Electrolyte Metab. 1993;19:323-336.

43. Altura BM, Altura BT. Magnesium and cardiovascular biol-ogy: an im portant link between cardiovascular risk factors and atherogenesis. Cell Mol Biol Res. 1995;41:347-359.

44. Yudkin J. Pure, white and deadly. How sugar is killing us and what we can do to stop it. 2012.

45. http://www.sugarstacks.com/beverages.htm

46. Tournas VH et al. Moulds and yeasts in fruit salads and fruit juices. Food Microbiol, vol 23;7, Oct 2006, pp.684-688.

47. Whysner J, Williams GM. (1996). "Saccharin mechanistic data and risk assessment: urine composition, enhanced cell proliferation, and tumour promotion". Pharmacol Ther 71 (1-2): 225-52.

48. Lim U, Subar AF, Mouw T. et al. Consumption of aspartame-containing beverages and incidence of hematopoietic and brain mal ignancies. Cancer Epidemiology, Biomarkers and Prevention 2006; 15(9):1654-1659.

49. Roberts HJ. (2004). "Aspartame disease: a possible cause for concomita nt Graves' disease and pulmonary hypertension". Texas Heart Institu te Journal 31 (1): 105; author reply 105-6. PMC 387446. PMID 15061638.

50. Humphries P, Pretorius E, Naudé H. (2008). "Direct and indi-rect cellul ar effects of aspartame on the brain". Eur J Clin Nutrition 62 (4): 451-462. doi:10.1038/sj.ejcn.1602866. PMID 17684524.

51. Trocho C, Pardo R, Rafecas I. et al. (1998). "Formaldehyde derived from dietary aspartame binds to tissue components in vivo". Life Sci ences 63 (5): 337-49.

52. Staff writers (March 2010). "The lowdown on high-fructose corn syr up". Consumer Reports.

53. Engber D. (28 April 2009). "The decline and fall of high-fruc-tose corn syrup". Slate Magazine. Slate.com.

54. Enig MG. Know Your Fats: The Complete Primer for Understanding the Nutrition of Fats, Oils, and Cholesterol. Bethesda Press, Silver Spri ng, MD, 2000.

55. BSAEM/BSNM. Effective Nutritional Medicine: the application of nu trition to major health problems. 1995. From the British Society for Al lergy Environmental and Nutritional Medicine, PO Box 7 Knighton,

LD7 1WT.

56. Gupta MK. (2007). Practical guide for vegetable oil processing. AOCS Press, Urbana, Illinois

57. Dam H, Sondergaard E. The encephalomalacia producing effect of ar achidonic and linoleic acids. Zeitschrift fur Ernahrungswissenschaft 2, 217-222, 1962.

58. Pinckney ER. The potential toxicity of excessive polyunsatu-rates. Do not let the patient harm himself. American Heart Journal 85, 723-726, 1973.

59. West CE, Redgrave TG. Reservations on the use of polyun-saturated fats in human nutrition. Search 5, 90-96, 1974.

60. McHugh MI et al. Immunosuppression with polyunsatu-rated fatty acids in renal transplantation. Transplantation 24, 263-267, 1977.

61. Alexander JC, Valli VE, Chanin BE. Biological observations from feedi ng heated corn oil and heated peanut oil to rats. Journal of Toxicolo gy and Environmental Health 21, 295-309, 1087.

62. Enig MG. Trans fatty acids in the food supply: a compre-hensive repo rt covering 60 years of research. Enig Associates, Inc., Silver Spring, MD, 1993.

63. Emken EA. (1984). "Nutrition and biochemistry of trans and position al fatty acid isomers in hydrogenated oils". Annual Reviews of Nutrit ion 4: 339-376.

64. Enig MG., Atal S, Keeney M, Sampugna J. (1990). "Isomeric trans fatty acids in the U.S. diet". Journal of the American College of Nutrition 9: 471-486.

65. Ascherio A et al (1994). "Trans fatty acids intake and risk of myocardi al infarction". Circulation 89: 94-101.

66. Ascherio A et al (1999). "Trans fatty acids and coronary heart disease". New England Journal of Medicine 340 (25): 1994-1998.

67. Pizzorno JE, Murray MT. Textbook of natural medicine. 4th edition, 2012.

68. Daniel KT. The Whole Soy Story. 2006. New Trends Publishing.

69. "History of Soy Sauce, Shoyu, and Tamari - Page 1". soyin-focenter. com.

70. Endres Joseph G. (2001). Soy Protein Products. Champaign-Urbana, IL: AOCS Publishing. pp. 43-44.

71. http://www.alkalizeforhealth.net/Lsoy.htm Soy, aluminium and Alz

heimer's disease.

72. Shcherbatykh I, Carpenter DO. The Role of Metals in the Etiology of Alzheimer's Disease. Journal of Alzheimer's Disease. 2007;11(2):191-205.
73. Henkel J. (May-June 2000). "Soy: Health Claims for Soy Protein, Ques tion About Other Components". FDA Consumer (Food and Drug Ad ministration) 34 (3): 18-20.
74. Messina M, McCaskill-Stevens W, Lampe JW. (September 2006). "Add ressing the Soy and Breast Cancer Relationship: Review, Commenta ry, and Workshop Proceedings". JNCI Journal of the National Cancer Institute (National Cancer Institute) 98 (18): 1275-1284.
75. Doerge DR, Sheehan DM. Goitrogenic and estrogenic activ-ity of soy isoflavones. Environ Health Perspect. 2002 Jun;110 Suppl 3:349-53.
76. Song TT, Hendrich S, Murphy PA. (1999). "Estrogenic activ-ity of glyci tein, a soy isoflavone". Journal of Agricultural and Food Chemistry 47 (4): 1607-1610.
77. Dendougui Ferial, Schwedt Georg (2004). "In vitro analysis of bindi ng capacities of calcium to phytic acid in different food samples". Eu ropean Food Research and Technology 219 (4).
78. Committee on Food Protection, Food and Nutrition Board, National Research Council (1973). "Phytates". Toxicants Occurring Naturally in Foods. National Academy of Sciences. pp. 363-371.
79. Miniello VL et al (2003). "Soy-based formulas and phyto-oestrogens: A safety profile". Acta Paediatrica (Wiley-Blackwell) 91 (441): 93-100.
80. Strom BL et al. (2001). "Exposure to soy-based formula in infancy and endocrinological and reproductive outcomes in young adulthood". JAMA: the Journal of the American Medical Association (American Medical Association) 286 (7): 807-814.
81. Seaweeds and their uses in Japan. Tokai Univ. Press, 165 p.
82. About salt: production. The Salt Manufacturers Association. http://web.archive.org/web/20090409144219/http://www.s altsense.co.uk/aboutsalt-prod02.htm
83. "A brief history of salt". Time Magazine. 15 March 1982. Retrieved 11 October 2013.
84. Fallon S, Enig M. Nourishing Traditions. The cookbook that challeng es politically correct nutrition and the diet dictocrats. 1999. New Tre nds Publishing, Washington DC 2007.
85. Lopez BA. "Hallstatt's White Gold: Salt". Virtual Vienna Net. Retriev

ed 3 March 2013.

86. "Most Americans should consume less sodium". Salt. Centers for Dise ase Control and Prevention. Retrieved 17 October 2013.
87. "References on food salt & health issues". Salt Institute. 2009. Retriev ed 5 December 2010.
88. Strazzullo et al (2009). "Salt intake, stroke, and cardiovascu-lar disease: meta-analysis of prospective studies". British Medical Journal 339 (b4567).
89. He FJ, Li J, Macgregor GA. (3 April 2013). "Effect of longer term mode st salt reduction on blood pressure: Cochrane systematic review and meta-analysis of randomised trials.". BMJ (Clinical research ed.) 346: f1325.
90. Graudal NA, Hubeck-Graudal T, Jurgens G. (9 November 2011). "Effec ts of low sodium diet versus high sodium diet on blood pressure, ren in, aldosterone, catecholamines, cholesterol, and triglyceride.". The Cochrane database of systematic reviews (11): CD004022.
91. Stolarz-Skrzypek K, Staessen JA. (March 2015). "Reducing salt intake for prevention of cardiovascular disease—times are changing." Advan ces in chronic kidney disease 22 (2): 108-15.
92. Guyton and Hall (2011). Textbook of Medical Physiology. U.S.: Saund ers Elsevier.
93. Pizzorno JE, Murray MT. Textbook of natural medicine. 4th edition, 2012.

건강하고 에너지가 넘치려면 무엇을 먹어야 할까?

1. http://www.curezone.org/foods/microwave_oven_risk.asp Microwa ve oven. The hidden hazards.
2. http://www.naturalnews.com/030651_microwave_ cook-ing_ canc er.html Why and how microwave cooking causes cancer.
3. Garrow JS, James WPT, Ralph A. Human nutrition and dietet-ics. 2000. 10th edition. Churchill Livingstone.
4. Kleinbongard P et al (2006). "Plasma nitrite concentrations reflect the degree of endothelial dysfunction in humans". Free Radical Biology and Medicine 40 (2): 295-302.
5. "Additives Used in Meat". Meat Science. Illinois State University. Retr ieved 16 December 2010.

6. Nutrient composition of chicken meat. 2009 Rural Industries Resear ch and Development Corporation. ISBN 1 74151 799 0, ISSN 1440-6845.
7. Ensimger AH et al. The Concise Encyclopedia of Food and Nutrition. CRC Press, 1995.
8. Pizzorno JE, Murray MT. Textbook of natural medicine. 4th edition, 2012.
9. Stipanuk MH. (2006). Biochemical, Physiological and Molecular Aspe cts of Human Nutrition (2nd ed.). Philadelphia: Saunders.
10. Masterjohn C. On the trail of the elusive x factor: a sixty-two-year-old mystery finally solved. Wise Traditions. 2007;8(1).
11. Price WA. Nutrition and physical degeneration. A comparison of pri mitive and modern diets and their effects. 1938. Price.
12. Fallon S, Enig M. Nourishing Traditions. The cookbook that challeng es politically correct nutrition and the diet dictocrats. 1999. New Tre nds Publishing, Washington DC 20007.
13. Cordain J, Eaton SB, Miller JB, Mann N, Hill K. The para-doxical natu re of hunter-gatherer diets: meat-based, yet non-atherogenic. Eur J Clin Nutr 2002; 56(Suppl.1): S42-52.
14. Daniel K., "Why Broth is Beautiful: Essential Roles for Proline, Glyci ne and Gelatin," Weston A. Price Foundation. http://www. westonap rice.org/food-features/why-broth-is-beautiful (accessed 18 June 2013).
15. Gottschall E. Breaking the vicious cycle. Intestinal health through diet. 1996. The Kirkton Press.
16. Fish consumption advice from USA government. http://www.epa. gov/mercury/advisories.htm
17. Bjornberg KA, Vahter M, Grawé KP, Berglund M. (2005). "Methyl Merc ury Exposure in Swedish Women with High Fish Consumption". Sci ence of the Total Environment 341 (1-3): 45-52.
18. Rowland IR, Grasso P, Davies MJ. The methylation of mercuric chlori de by human intestinal bacteria. Experientia. 1975 Sep 15;31(9):1064-5.
19. Prakash, Satya et al (2011). "Gut microbiota: next frontier in understa nding human health and development of biotherapeutics". Biologi cs: Targets and Therapy 5: 71-86.
20. FDA/EPA (2004). "What You Need to Know About Mercury in Fish and Shellfish". Retrieved October 25, 2006.
21. Mercury Levels in Commercial Fish and Shellfish (1990-2010). United

States Food and Drug Administration. Retrieved July 1, 2011.

22. Serhan CN, Chiang N, Van Dyke TE. Resolving inflamma-tion: dual anti-inflammatory and pro-resolution lipid mediators. Nat Rev Imm unol. 2008 May;8(5):349-61.
23. Pedersen MH, Molgaard C, Hellgren LI, Lauritzen L. Effects of fish oil supplementation on markers of the metabolic syndrome. J Pediatr. 2010 Sep;157(3):395-400.
24. Garrow JS, James WPT, Ralph A. Human nutrition and dietet-ics. 2000. 10th edition. Churchill Livingstone. Alberts et al. Molecular Bio logy of the Cell: 4th edition, NY: Garland Science, 2002.
25. Pizzorno JE, Murray MT. Textbook of natural medicine. 4th edition, 2012.
26. Porter R. The Greatest Benefit to Mankind: A Medical History of Hu manity. 1999.
27. Gray N. "No link between eggs and heart disease or stroke, says BMJ meta-analysis." January 25, 2013. foodnavigator. com/Science/No-link-between-eggs-and-heart-disease-or-stroke-says-BMJ-meta-analysis
28. Ensimger AH et al. The Concise Encyclopedia of Food and Nutrition. CRC Press, 1995.
29. Sies H. Antioxidants in disease mechanisms and therapy. Adv Pharm acol Vol 38, San Diego: Academic Press, 1997.
30. Irons R. Pasteurization Does Harm Real Milk. realmilk.com/health/pasteurization-does-harm-real-milk/
31. Palupi E, Jayanegara A, Ploeger A, Kahl J. (November 2012). "Compari son of nutritional quality between conventional and organic dairy products: a meta-analysis". J. Sci. Food Agric. 92 (14): 2774–81.
32. Enig MG. Know Your Fats: The Complete Primer for Understanding the Nutrition of Fats, Oils, and Cholesterol. Bethesda Press, Silver Spri ng, MD, 2000.
33. Oster K, Oster J, Ross D. "Immune Response to Bovine Xanthine Oxid ase in Atherosclerotic Patients." American Laboratory, August, 1974, 41 47.
34. Perkin MR. Unpasteurized milk: health or hazard? Clinical and Exper imental Allergy 2007 May; 35(5) 627–630.
35. Waser M, Michels KB, Bieli C et al. Inverse association of farm milk co nsumption with asthma and allergy in rural and suburban populatio ns across Europe. Clinical Exp Allergy 2007; 37:661–70.

36. realmilk.com/real-milk-finder/
37. nhs.uk/conditions/Lactose-intolerance/Pages/Introduction. aspx
38. O'Hara AM, Shanahan F. (2006). "The gut flora as a forgot-ten organ. EMBO reports", 7 (7): 688-693.
39. Gottschall E. Breaking the vicious cycle. Intestinal health through diet. 1996. The Kirkton Press.
40. Kris-Etherton PM et al (1999). "Nuts and their bioactive constituents: effects on serum lipids and other factors that affect disease risk". Am J Clin Nutr 70 (3 Suppl): 504S-511S.
41. Sabaté J et al (1993). "Effects of walnuts on serum lipid levels and blo od pressure in normal men". Engl J Med 328 (9): 603-607.
42. Kelly JH, Sabaté J. (2006). "Nuts and coronary heart disease: an epide miological perspective". Br J Nutr 96: S61-S67.
43. Dreher ML, Maher CV, Kearney P. The traditional and emerging role of nuts in healthful diets. Nutr Rev 1996; 54:241-5.
44. Campbell-McBride N. Gut and psychology syndrome. Natural treat ment for autism, dyspraxia, dyslexia, ADD/ADHD, depres-sion and sc hizophrenia. 2010. Medinform Publishing.
45. Fallon S, Enig M. Nourishing Traditions. The cookbook that challeng es politically correct nutrition and the diet dictocrats. 1999. New Tre nds Publishing, Washington DC, 20007.
46. Els JM, Van Damme et al. (1998). Handbook of Plant Lectins: Properti es and Biomedical Applications. John Wiley & Sons.
47. Enig MG. Know Your Fats: The Complete Primer for Understanding the Nutrition of Fats, Oils, and Cholesterol. Bethesda Press, Silver Spri ng, MD, 2000.
48. BSAEM/BSNM. Effective Nutritional Medicine: the applica-tion of nu trition to major health problems. 1995. From the British Society for Al lergy Environmental and Nutritional Medicine, PO Box 7 Knighton, LD7 1WT.
49. Pizzorno JE, Murray MT. Textbook of natural medicine. 4th edition, 2012.
50. Horrobin D. The madness of Adam and Eve. Bantam Press. ISBN 0 593 04649 8, 2001.
51. Nelson GJ et al (1997). "The effect of dietary arachidonic acid on plas ma lipoprotein distributions, apoproteins, blood lipid levels, and tiss ue fatty acid composition in humans". Lipids 32 (4): 427-33.

52. Kelley DS et al (1998). "Arachidonic acid supplementation enhances synthesis of eicosanoids without suppressing immune functions in young healthy men". Lipids 33 (2): 125-30.

53. Gupta MK. (2007). Practical guide for vegetable oil processing. AOCS Press, Urbana, Illinois

54. Dam H, Sondergaard E. The encephalomalacia producing effect of ar achidonic and linoleic acids. Zeitschrift fur Ernahrungswissenschaft 2, 217-222, 1962.

55. Pinckney ER. The potential toxicity of excessive polyunsat-urates. Do not let the patient harm himself. American Heart Journal 85, 723 726, 1973.

56. West CE, Redgrave TG. Reservations on the use of polyun-saturated fats in human nutrition. Search 5, 90-96, 1974.

57. McHugh MI et al. Immunosuppression with polyunsatu-rated fatty acids in renal transplantation. Transplantation 24, 263-267, 1977.

58. Alexander JC, Valli VE, Chanin BE. Biological observations from feedi ng heated corn oil and heated peanut oil to rats. Journal of Toxicolo gy and Environmental Health 21, 295-309, 1087.

59. Ravnskov U. The Cholesterol Myths. Exposing the fallacy that satura ted fat and cholesterol cause heart disease. 2000. NewTrends Publishi ng.

60. Garrow JS, James WPT, Ralph A. Human nutrition and dietet-ics. 2000. 10th edition. Churchill Livingstone.

61. Campbell-McBride N. Put your heart in your mouth. What really is heart disease and what can we do to prevent and even reverse it. 2007. Medinform Publishing.

62. Mann GV. Coronary heart disease: "Doing the wrong things." Nutriti on Today July/August, p.12-14, 1985.

63. Alberts et al. Molecular Biology of the Cell: 4th edition, NY: Garland Science, 2002.

64. Nelson DL and Cox MM. Lehninger Principles of Biochemistry, 4th edition, 2004.

65. Seeley RR, Stephens TD, Tate P. Anatomy and physiology, 2nd editi on. Mosby Year Book, 1992.

66. Enig M. Know Your Fats: The Complete Primer for Understanding the Nutrition of Fats, Oils and Cholesterol. Silver Spring: Bethseda Pre ss, 2000.

67. Strauss E. Developmental Biology: one-eyed animals impli-cate chole

sterol in development. Science 280;1528-1529; 1998.

68. Dietschy JM, Turley SD. Cholesterol metabolism in the brain. Curr Opin Lipidol. 2001, 12: 105-112.
69. Moore KL, Persaud TV. (2011). The developing human—clin-ical orien ted embryology. 9th edition. USA: Saunders, an imprint of Elsevier Inc.
70. Purves W, Sadava D, Orians G and Heller C. 2004. Life: The Science of Biology, 7th edition. Sunderland, MA: Sinauer.
71. Berg JM, Tymoczko JL and Stryer L. Biochemistry, 2006.
72. Huttenlocher PR, Dabholkar AS. (1997). "Regional differ-ences in syna ptogenesis in human cerebral cortex". The Journal of Comparative Neurology 387 (2).
73. Graveline D. Lipitor - thief of memory, statin drugs and the misguid ed war on cholesterol. 2006. Infinity Publishing, Haverford, Pennsylv ania.
74. Ravnskov U. The Cholesterol Myths. Exposing the fallacy that satura ted fat and cholesterol cause heart disease. 2000. NewTrends Publishi ng.
75. Enig M. Know Your Fats: The Complete Primer for Understanding the Nutrition of Fats, Oils and Cholesterol. Silver Spring: Bethseda Pre ss, 2000.
76. UCSF Medical Centre data: /ucsfhealth.org/education/cholesterol_co ntent_of_foods
77. USDA food composition nutrient database online.
78. Graveline D. The statin damage crisis. 2014. Infinity Publishing.
79. Horrobin DF. Lowering cholesterol concentrations and mortality. Bri tish Medical Journal 301, 554, 1990.
80. Albert DJ et al. Aggression in humans: what is its biological foundati on? Neurosci Biobehav Rev. 1993;17:405-425.
81. Golomb BA. Cholesterol and violence: is there a connec-tion? Annals of Internal Medicine 128, 478-487, 1998.
82. Bahrke MS et al. Psychological and behavioural effects of endogeno us testosterone levels and anabolic-androgenic steroids among males. Review. Sports Med. 1990; 10:303-337.
83. Bhasin S et al. Sexual dysfunction in men and women with endocri ne disorders. Lancet. 2007 Feb 17;369(9561): 597-611. Review.
84. Jacobs D et al. Report of the conference on low blood cholesterol: Mo

rtality associations. Circulation 86, 1046-1060, 1992.

85. Rosch PJ. Views on Cholesterol. Health and Stress. The Newsletter of The American Institute of Stress, volumes 1995: 1, 1998: 1, 1999: 8, 2001: 2,4,7.

86. Harris HW et al. The lipemia of sepsis: triglyceride-rich lipoproteins as agents of innate immunity. Journal of Endotoxin Research 6, 421-430, 2001.

87. Iribarren C et al. Serum total cholesterol and risk of hospi-talisation and death from respiratory disease. Int J Epidemiol 26, 1191-1202, 1997.

88. Iribarren C et al. Cohort study of serum total cholesterol and in-hospital incidence of infectious diseases. Epidemiology and Infection 121, 335-347, 1998.

89. Bhakdi S et al. Binding and partial inactivation of Staphylococcus au reus A-toxin by human plasma low density lipoprotein. Journal of Bi ological Chemistry 258, 5899-5904, 1983.

90. Claxton AJ et al. Association between serum total choles-terol and HIV infection in a high-risk cohort of young men. Journal of acquir ed immune deficiency syndromes and human retrovirology 17, 51-57, 1998.

91. Muldoon MF et al. Immune system differences in men with hypo- or hypercholesterolemia. Clinical Immunology and Immunopathology 84, 145-149, 1997.

92. Neaton JD, Wentworth DN. Low serum cholesterol and risk of death from AIDS. AIDS 11, 929-930, 1997.

93. Ravnskov U. High cholesterol may protect against infec-tions and at herosclerosis. Q J Med 2003;96:927-34.

94. Porter R (2006). The Cambridge History of Medicine. Cambridge Uni versity Press.

95. Campbell-McBride N. Put your heart in your mouth. What really is heart disease and what we can do prevent and even reverse it. 2007. Medinform publishing.

96. Els JM Van Damme et al. (March 30, 1998). Handbook of Plant Lectins: Properties and Biomedical Applications. John Wiley & Sons.

97. Shechter Y. Bound lectins that mimic insulin produce persistent insulin-like activities. Endocrinology 1983:113: 1921-6.

98. Sandstead HH. Fibre, phytates, and mineral nutrition. Nutr Rev 1992; 50:30-1.

99. Elli L et al. (2015). "Diagnosis of gluten related disorders: celiac disease, wheat allergy and non-celiac gluten sensitiv-ity". World J Gastroente rol, 21 (23): 7110–9.

100. Smith MW, Phillips AD. Abnormal expression of dipeptidyl peptida se IV activity in enterocyte brush-border membranes of children suff ering from celiac disease. Exp Physiol 1990 Jul; 75(4);613–6.

101. Map of Life - "Gut fermentation in herbivorous animals". University of Cambridge. October 27, 2015. http://www. mapoflife.org/topics/to pic_206_Gut-fermentation-in-herbivorous-animals/

102. Steinkraus KH, Ed. (1995). Handbook of Indigenous Fermented Foods. New York, Marcel Dekker, Inc.

103. Ulijaszek S, Strickland SS. Nutritional Anthropology: Prospects and Pe rspectives. London: Smith-Gordon, 1993.

104. Fallon S, Enig M. Nourishing Traditions. The cookbook that challeng es politically correct nutrition and the diet dictocrats. 1999. New Tre nds Publishing, Washington DC, 20007.

105. Campbell-McBride N. Gut and psychology syndrome. Natural treat ment for autism, dyspraxia, dyslexia, ADD/ADHD, depres-sion and sc hizophrenia. 2010. Medinform Publishing.

106. Cooper RA, Molan PC and Harding KG. The sensitivity to honey of Gram-positive cocci of clinical significance isolated from wounds. Jo urnal of Applied Microbiology, 93, 857–863, (2002).

107. Honey: health benefits and uses in medicine. http://www. medicalne wstoday.com/articles/264667.php

108. Honey kills antibiotic-resistant bugs. Published online 19 November 2002 | Nature. doi:10.1038/news021118-1.

109. Herman AC et al. Effect of honey on nocturnal cough and sleep quali ty: a double-blind, randomized, placebo-controlled study. Paediatrics Volume 130, Number 3, September 2012.

110. Honey holds some promise for treating burns. Published: 9 October 2008, http://www.hbns.org

111. Haffejee IE, Moosa A. Honey in the treatment of infantile gastroenter itis. Br Med J (Clin Res Ed) 1985;290:1866.

112. Oesophagus: heartburn and honey. Clinical review. BMJ 2001;323:736.

113. Oduwole O, Meremikwu MM, Oyo-Ita A, Udoh EE. (2014). "Honey for acute cough in children". Cochrane Database Syst Rev (Systematic re view) 3 (12): CD007094.

114. Majtan J. (2014). "Honey: an immunomodulator in wound healing".

Wound Repair Regen. 22 (2 Mar-Apr): 187-192.

115. Al-Sahib W, Marshall RJ. "The fruit of the date palm: its possible use as the best food for the future?" J Food Science Nutr 2003; 54: 247-59.

116. Carughi A. "Health Benefits of Sun-Dried Raisins". http://www.raisins.net/Raisins_and_Health_200810.pdf

117. Grivetti LE and Applegate EA. "From Olympia to Atlanta: agricultural-historic perspective on diet and athletic train-ing". J Clin ical Nutr 1997; 127:S860-868.

118. Hooshmand S and Arjmandi BH. "Viewpoint: dried plum, an emergi ng functional food that may effectively improve bone health". Agei ng Res Reviews 2009; 8: 122-7.

119. Slavin JL. (July-August 2006). "Figs: past, present and future". Nutriti on Today 41 (4): 180-184.

120. Steinkraus KH. Ed. (1995). Handbook of Indigenous Fermented Foods. New York, Marcel Dekker, Inc.

121. Murray MT. The complete book of juicing. 2014. Random House.

122. Gerson C with Bishop B. Healing the Gerson way. Defeating cancer and other chronic diseases. 2007. Totality Books.

123. BSAEM/BSNM. Effective Nutritional Medicine: the application of nu trition to major health problems. 1995. From the British Society for Al lergy Environmental and Nutritional Medicine, PO Box 7 Knighton, LD7 1WT.

124. Pizzorno JE, Murray MT. Textbook of natural medicine. 4th edition, 2012.

125. "The Real Reasons Juice Cleanses Can Get Your Health Back on Tra ck". awaken.com. Retrieved 7 May 2015.

126. Benachour N, Aris A. 2009. Toxic effects of low doses of bisphenol-A on human placental cells. Toxicology and Applied Pharmacology 241:322-8.

127. Brede C, Fjeldal P, Skjevrak I et al. 2003. Increased migra-tion levels of bisphenol A from polycarbonate baby bottles after dishwashing, boil ing and brushing. Food Additives & Contaminants: Part A 20(7):684-9.

128. Braun JM, Kalkbrenner AE, Calafat AM et al. 2011. Impact of early-life bisphenol A exposure on behaviour and execu-tive function in child ren. Pediatrics 128(5):873-882 http://pediatrics.aappublications.org [Ac cessed September 2014].

129. CPSC. 2011. FAQs: Bans on phthalates in toys. Consumer Product Safe ty Commission (US). www.cpsc.gov [Accessed September 2014].

130. Diamanti-Kandarakis E, Bourguignon JP, Guidice LC et al. 2009. Endocrine-disrupting chemicals: an Endocrine Society scientific state ment. Endocrine Reviews 30(4): 293-342. www.endo-society.org [Acce ssed September 2014].

131. Juliano LM, Griffiths RR (2004). "A critical review of caffeine withdra wal: empirical validation of symptoms and signs, incidence, severity, and associated features". Psychopharmacology 176 (1): 1-29.

132. Mihaljev Z et al. Levels of some microelements and essen-tial heavy metals in herbal teas in Serbia. Acta Pol Pharm. 2014 May-Jun;71(3):385-91.

133. Heavy metal contents in tea and herb leaves. Pakistan J Biol Sciences. 2003, Vol 6;3,2088-212.

134. Vartanian LR, Schwartz MB, Brownell KD. Effects of soft drink consu mption on nutrition and health: a systematic review and meta-analysis. Am J Public Health. 2007; 97:667-75.

135. Malik VS et al. Sugar-sweetened beverages and risk of meta-bolic syn drome and type 2 diabetes: a meta-analysis. Diabetes Care. 2010;33:2477-83.

136. De Koning L et al. Sweetened beverage consumption, inci-dent coron ary heart disease, and biomarkers of risk in men. Circulation. 2012;125:1735-41, S1.

137. Couzin J. (2007). "Souring on Fake Sugar". Science 317 (5834): 29c.

138. Puddey IB et al. Alcohol and endothelial function: a brief review. Clin Exp Pharmacol Physiol. 2001 Dec;28(12): 1020-4.

139. Bamforth CW. (17-20 September 2006). "Beer as liquid bread: Overlap ping science.". World Grains Summit 2006: Foods and Beverages. San Francisco, California, USA.

140. Chopra D. What are you hungry for? 2014. Rider, Ebury publishing.

단식

1. Anthony H, Birtwistle S, Eaton K, Maberly J. *Environmental Medicine in Clinical Practice.* BSAENM Publications 1997.

2. Coleman M et al. A review of epidemiological studies of the health ef fects of living near or working with electricity generation and trans mission equipment. *Int J Epidem*iol 1988; 17: 1-13.

3. Epstein SS. Unreasonable risk. How to avoid cancer from cosmet-ics

and personal care products. 2001. Published by Environmental Toxic ology, Chicago Illinois.

4. Epstein SS. The politics of cancer, revisited. East Ridge Press, Fremont Centre, NY, 1998.
5. Kaplan S, Morris J. Kids at risk: chemicals in the environment come under scrutiny as the number of childhood learning prob-lems soars. US News&World Report, June 19, 2000, p 51.
6. Kuhnert P et al. Comparison of mercury levels in maternal blood, foe tal cord blood and placental tissues. Am J Obstet Gynaecol 1981; 139: 209-212.
7. Rogers S. 1990. Tired or toxic? A blueprint for health. Prestige Publish ers.
8. Stortebecker P. Mercury poisoning from dental amalgam through a direct nose brain transport. Lancet 1989; 339: 1207.
9. Wayland J, Laws E. Handbook of pesticide toxicology. San Diego: Aca demic Press, 1990.
10. Fredricks R. Fasting: an exceptional human experience. 2012. Author house.
11. Shelton HM. Fasting can save your life. 1978. American Natural Hygie ne Society.
12. Meyerowitz S. Juice fasting & detoxification. The fastest way to resto re your health. 2002. Sproutman Publications.
13. McKnight S, Tickle PA. Fasting: the ancient practices. 2009. Thomas Nelson.
14. Clinic of Dr Otto Buchinger in Germany. http://www. buchinger.de/ lang-en
15. Sandra Cabot. Juice fasting bible: discover the power of an all-juice diet to restore good health, lose weight and increase vitality. 2007. Ul isses Press.
16. Eckhardt J. Fasting for breakthrough and deliverance. 2016. Charisma House Group.
17. https://en.wikipedia.org/wiki/Arnold_Ehret
18. Shackleton B. The grape cure: a living testament. 1972. Thorsons.
19. Gerson C and Walker M. The Gerson Therapy. 2001.Twin Streams, Ke nsington Publishing Corporation.
20. Pizzorno JE, Murray MT. Textbook of natural medicine. 4th edition, 2012.

21. Cummings JH, Macfarlane GT (1997). Colonic Microflora: Nutrition and Health. Nutrition. 1997;vol.13, No.5, 476-478.
22. Price WA. Nutrition and physical degeneration. A comparison of pri mitive and modern diets and their effects. 1938. Price.
23. Garrow JS, James WPT, Ralph A. Human nutrition and dietet-ics. 2000. 10th edition. Churchill Livingstone.
24. Masterjohn C. Vegetarianism and nutrient deficiencies. Wise Traditio ns in Food, Farming and the Healing Arts. Spring 2008;25-36.
25. Burr ML and Sweetnam PM, "Vegetarianism, dietary fiber and mortal ity," American Journal of Clinical Nutrition, 1982, 36:873.
26. Vegetarian diet in pregnancy linked to birth defect. Brit J Urology Int, January 2000, 85:107-113.
27. An Italian baby raised on a vegan diet is hospitalized for severe maln utrition and removed from parents. https://www.washingtonpost.com/news/morning-mix/wp/ 2016/07/11/italian-baby-fed-vegan-diet-hospitalized-for-malnutrition/
28. Vegan Breastfeeding Kills Baby. http://www.thehealthy-homeeconomist.com/baby-breastfed-by-vegan-mother-dies/
29. Vegan Mom Charged with Child Endangerment After Allegedly Fee ding Baby Only Nuts and Berries. http://people.com/crime/ vegan-mom-charged-with-child-endangerment-after-allegedly-feeding-baby-only-nuts-and-berries/
30. Abrams HL. Vegetarianism: An anthropological/nutritional evaluati on. J Appl Nutr, 1980, 32:2:53-87.
31. Kerr G. Babies who eat no animal protein fail to grow at normal rate. J Amer Med Assoc, 1974, 228:675--6;
32. Carnell B. Could vegetarianism prevent world hunger?. Accessed on January 3, 2002.
33. Garrow JS, James WPT, Ralph A. Human nutrition and dietet-ics. 2000. 10th edition. Churchill Livingstone.
34. Cote D, Gallant M. Raw Essence: 165 Delicious Recipes for Raw Living. 2013.
35. Vonderplanitz A. We want to live. The primal diet. 2005. Expanded and revised edition. Carnelian Bay Castle Press.
36. Trivedi PC. Medicinal plants: traditional knowledge. 2006. Internatio nal Publishing House.

37. Bushra M. Antimicrobial activity of medicinal plants. 2014. Lambert Academic.
38. Katz SE. Wild fermentation: the flavour, nutrition, and craft of live-culture foods. 2003. Chelsea Green Publishing.
39. Physiology of the gastrointestinal tract. Edited by Leonard R Johns on. 2013. Academic Press.
40. Fallon S, Enig MG. Guts and Grease: The Diet of Native Americans. 2000. http://www.westonaprice.org/health-topics/ guts-and-grease-the-diet-of-native-americans/.
41. Extreme nutrition: the diet of Eskimos. 2015. https://www.drmcdoug all.com/misc/2015nl/apr/eskimos. htm
42. Anthony H, Birtwistle S, Eaton K, Maberly J. Environmental Medici ne in Clinical Practice. BSAENM Publications 1997.
43. Egg farming: industrial versus organic. 2010. http://edition. cnn. com/2010/HEALTH/08/24/egg.safety.debate/
44. Spicer WJ. Clinical microbiology and infectious diseases. 2nd Edition. 2007. Churchill Livingston.
45. Ask Dr Hallberg: how dangerous is salmonella? 2010. http://www.mp rnews.org/story/2010/08/24/salmonella-qa
46. Garrow JS, James WPT, Ralph A. Human nutrition and dietet-ics. 2000. 10th edition. Churchill Livingstone.
47. Naturopathic approach to prevent and treat heavy metal toxicity. Online Naturopathic Health Resource. http://www. carahealth.com/ health-conditions-a-to-z/digestive-system/detox/409-naturopathic-approaches-to-prevent-treat-heavy-metal-toxicity.html
48. Schmid R. The untold story of milk. The history, politics and science of nature's perfect food: raw milk from pastured cows. New trends pu blishing. 2009.
49. Campbell-McBride N. Gut and psychology syndrome. Natural treat ment for autism, dyspraxia, dyslexia, ADD/ADHD, depres-sion and sc hizophrenia. 2010. Medinform Publishing.
50. Toussaint-Samat M. A history of food. 2nd edition. 2009. John Wiley & Sons.
51. Levenstein H. "Paradox of Plenty", p.106-107. University of California Press, 2003.

한 사람에게 좋은 고기가 다른 사람에게는 독이 될 수 있다!

1. Purves W, Sadava D, Orians G and Heller C. 2004. Life: The Science of Biology, 7th edition. Sunderland, MA: Sinauer.
2. BSAEM/BSNM. Effective Nutritional Medicine: the application of nu trition to major health problems. 1995. From the British Society for Al lergy Environmental and Nutritional Medicine, PO Box 7 Knighton, LD7 1WT.
3. Ulijaszek S, Strickland SS. Nutritional Anthropology: Prospects and Pe rspectives. London: Smith-Gordon, 1993.
4. Garrow JS, James WPT, Ralph A. Human nutrition and dietet-ics. 2000. 10th edition. Churchill Livingstone. Alberts et al. Molecular Bio logy of the Cell: 4th edition, NY: Garland Science, 2002.
5. Price WA. Nutrition and physical degeneration. A comparison of pri mitive and modern diets and their effects. 1938. Price.
6. Deepak Chopra. Perfect health. The complete mind body guide.1990. Bantam books.
7. Gropper SS, Smith JL. Advanced nutrition and human metabo-lism. 6th edition. 2012.
8. Seeley RR, Stephens TD, Tate P. Anatomy and physiology, 2nd editi on. Mosby Year Book, 1992.
9. Robertson D. Primer on the autonomic nervous system. 3rd edition. 2011. Academic Press.
13. Nelson DL and Cox MM. Lehninger Principles of Biochemistry, 4th edition, 2004.
14. "A brief history of salt". Time Magazine. 15 March 1982. Retrieved 11 October 2013.
15. https://www.manataka.org/page1476.html Health Alert.
16. http://articles.mercola.com/sites/articles/archive/2013/ 12/30/worst-food-ingredients.aspx 7 worst ingredients in food.
17. https://airfreshenerlawsuit.com/use-of-perfumes/Air fresh-eners class action. University of Toronto.
18. https://en.wikipedia.org/wiki/Olfactory_fatigue Olfactory fatigue.
19. Gravitz L. Food science: taste bud hackers. Nature 486, S14-S15, 21 June 2012. doi:10.1038/486S14a
20. Pizzorno JE, Murray MT. Textbook of natural medicine. 4th edition, 2012.

21. Sansouce J. Can oil pulling help you detox? http://www. drfranklipm an.com/can-oil-pulling-help-you-detox/
22. Xiaojing Li. Systemic diseases caused by oral infection. Clin Microbi ol Rev. 2000 Oct; 13(4): 547-558.
23. Huggins HA and Levy TE. Uninformed consent. Hidden dangers in dental care. 1999. Hampton Roads Pub Co.
24. Fallon S, Enig M. Nourishing Traditions. The cookbook that challeng es politically correct nutrition and the diet dictocrats. 1999. New Tre nds Publishing, Washington DC 2007.
25. Garrow JS, James WPT, Ralph A. Human nutrition and dietet-ics. 2000. 10th edition. Churchill Livingstone. Alberts et al. Molecular Bio logy of the Cell: 4th edition, NY: Garland Science, 2002.
26. Rapley G and Murkett T. Baby-led weaning: helping your baby to love good food. 2008. Random House.
27. Richardson A. They are what you feed them. How food can improve your child's behaviour, mood and learning. 2006. Harper Thornsons.
28. Clark S. What really works for kids. 2002. Transworld Publishers.
10. Gonzalez NJ. One man alone. An investigation of nutrition, cancer and William Donald Kelley. 2010. New Spring Press.
11. Vasey C. The Acid-Alkaline Diet for Optimum Health. 1999. Healing Arts Press.
12. Pizzorno JE, Murray MT. Textbook of natural medicine. 4th edition, 2012.

결론적으로

1. Masterjohn C. Vegetarianism and nutrient deficiencies. Wise Traditio ns in food, farming and the healing arts. Spring 2008; vol 9-1;25-36.
2. Garrow JS, James WPT, Ralph A. Human nutrition and dietetics. 2000. 10th edition. Churchill Livingstone. Alberts et al. Molecular Biology of the Cell: 4th edition, NY: Garland Science, 2002.
3. Fallon S, Enig M. Nourishing Traditions. The cookbook that challeng es politically correct nutrition and the diet dictocrats. 1999. New Tre nds Publishing, Washington DC 2007.
4. Albert MJ et al. Vitamin B12 synthesis by human small intestinal bac teria. Nature. 1980;283(5749):781-2.
5. Gerson C & Bishop B. Healing the Gerson way. Defeating cancer and

other chronic diseases. 2007. Totality books.

6. Pizzorno JE, Murray MT. Textbook of natural medicine. 4th edition, 2012.
7. Garrow JS, James WPT, Ralph A. Human nutrition and dietet-ics. 2000. 10th edition. Churchill Livingstone. Alberts et al. Molecular Bio logy of the Cell: 4th edition, NY: Garland Science, 2002.
8. Soram Khalsa. The vitamin D revolution: how the power of this ama zing vitamin can change your life. 2009. Hay House inc.
9. Ravnskov U. The Cholesterol Myths. Exposing the fallacy that satura ted fat and cholesterol cause heart disease. 2000. NewTrends Publishi ng.
10. Masterjohn C. Vegetarianism and nutrient deficiencies. Wise Traditio ns in food, farming and the healing arts. Spring 2008; vol 9-1;25-36.
11. Masterjohn C. On the trail of the elusive x factor: a sixty-two-year-old mystery finally solved. Wise Traditions. 2007;8(1).
12. Natto. https://en.wikipedia.org/wiki/Natt%C5%8D
13. Sandor KE. The Art of Fermentation: An In-Depth Exploration of Esse ntial Concepts and Processes from Around the World. 2012. Chelsea Green Publishing.
14. Garrow JS, James WPT, Ralph A. Human nutrition and dietet-ics. 2000. 10th edition. Churchill Livingstone. Alberts et al. Molecular Bio logy of the Cell: 4th edition, NY: Garland Science, 2002.
15. Pizzorno JE, Murray MT. Textbook of natural medicine. 4th edition, 2012.
16. Masterjohn C. Vegetarianism and nutrient deficiencies. Wise Traditio ns in food, farming and the healing arts. Spring 2008; vol 9-1;25-36.
17. Keith L. The vegetarian myth. Food, justice and sustainability. 2009. Flashpoint Press, California.
18. Fallon S. Twenty-two reasons not to go vegetarian. Wise Traditions in food, farming and the healing arts. Spring 2008; vol 9-1;37-48.
19. Sheldrake R. The science delusion. 2013. Coronet. pp.78-79.
20. Dasgupta M. (2010) DIPAS concludes observational study on "Mata ji"', Hindu, 10 May.
21. On the verge of insanity. Van Gogh and his illness. 2014. Van Gogh Museum publication. Amsterdam.
22. Price WA. Nutrition and physical degeneration. A comparison of pri mitive and modern diets and their effects. 1938. Price.

추천하는 책

1. Enig MG. Know Your Fats: The Complete Primer for Understanding the Nutrition of Fats, Oils, and Cholesterol. Bethesda Press, Silver Spri ng, MD, 2000.
2. Fallon S, Enig M. Nourishing Traditions. The cookbook that challeng es politically correct nutrition and the diet dictocrats. 1999. New Tre nds Publishing, Washington DC 20007.
3. Graveline D. The statin damage crisis. 2014. Infinity Publishing.
4. Harvey G. The forgiveness of nature. The story of grass. 2001. Publish ed by Jonathan Cape.
5. Harvey G. We want real food. 2006. Constable. London.
6. Harvey G. The carbon fields. How our countryside can save Britain. 2008. GrassRoots.
7. Huggins HA and Levy TE. Uninformed consent. Hidden dangers in dental care. 1999. Hampton Roads Pub Co.
8. Keith L. The vegetarian myth. Food, justice and sustainability. 2009. Flashpoint Press, California.
9. Price WA. Nutrition and physical degeneration. A comparison of pri mitive and modern diets and their effects. 1938. Price.
10. Ravnskov U. The Cholesterol Myths. Exposing the fallacy that satura ted fat and cholesterol cause heart disease. 2000. NewTrends Publishi ng.
11. Salatin J. You Can Farm: The Entrepreneur's Guide to Start & Succeed in a Farming Enterprise. 2006. Polyface, Inc.
12. Salatin J. Pastured poultry profits. 1996. Polyface, Inc.
13. Savory A. Holistic Management. A new framework for decision maki ng. 1999. Island Press.
14. Schmid R. The untold story of milk. The history, politics and science of nature's perfect food: raw milk from pastured cows. New trends pu blishing. 2009.

15. Sheldrake R. The science delusion. 2013. Coronet. pp.78-79.
16. Campbell-McBride N. Gut and psychology syndrome. Natural treat ment for autism, dyspraxia, dyslexia, ADD/ADHD, depres-sion and sc hizophrenia. 2010. Medinform Publishing.
17. Campbell-McBride N. Put your heart in your mouth. What really is heart disease and what can we do to prevent and even reverse it. 2007. Medinform Publishing.